朝の5分間
脳内セロトニン・トレーニング

東邦大学医学部教授
有田秀穂

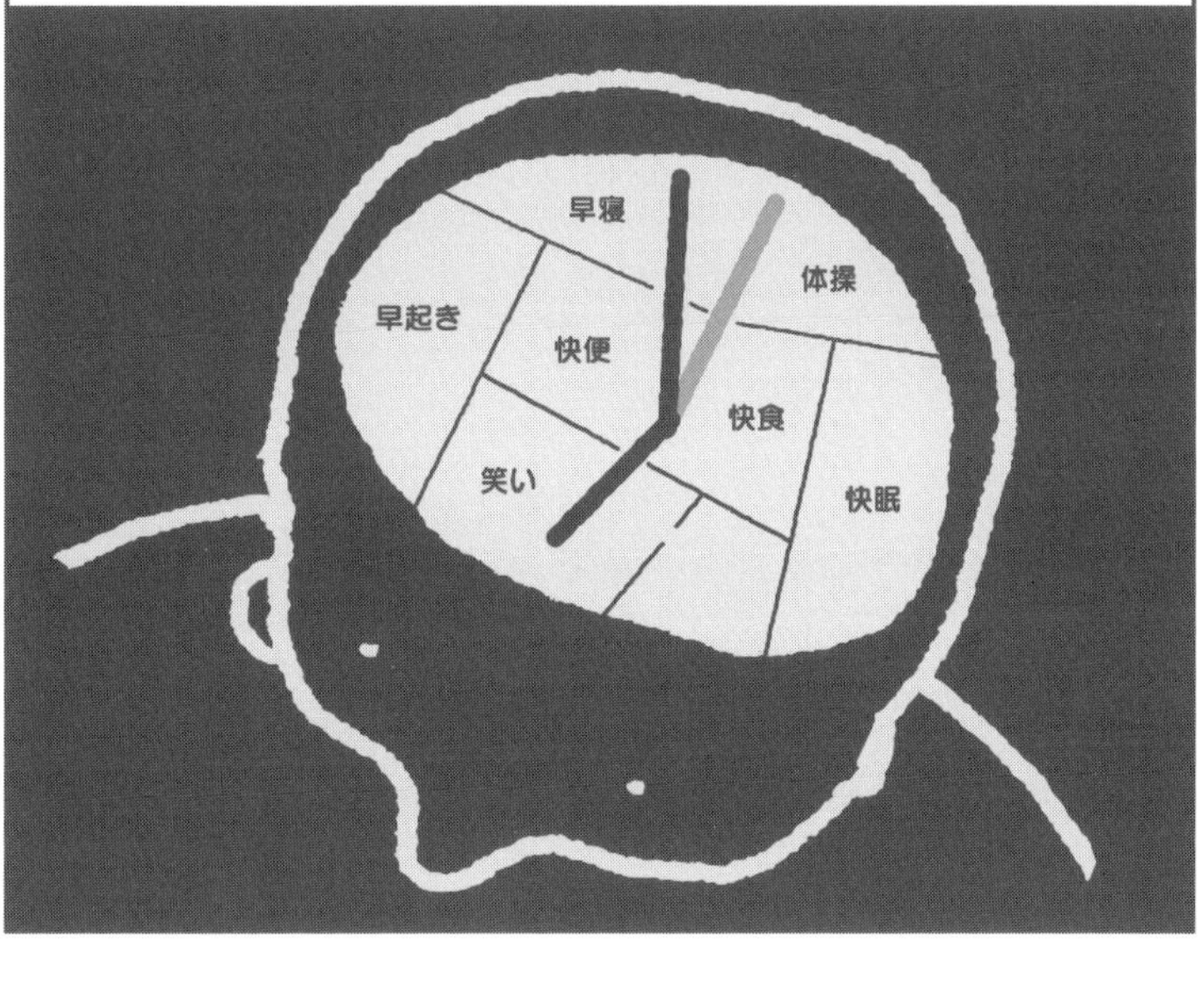

かんき出版

はじめに

ビジネスマンたちの間で「朝」が注目されています。

「朝」は心身にエネルギーが満ちて、活力にあふれた時間です。また、午前中は相手の会社も始動時間なので、自社内でのやりとりに忙しく、突発的な打ち合わせや仕事の依頼が舞い込みにくいことを、みなさんなら経験的に感じておられるでしょう。そういう意味で、「朝」は比較的自分の思い通りに使える時間です。

そして、何より「朝」に集中して仕事を片付けられれば、その分、午後の余裕となって自分に返ってくる、ありがたい時間でもあるのです。

しかしながら、先にあげた利点はどれも「朝、スッキリ目覚められてこそ」の恩恵です。体をスムーズに動かし、頭も活性化され、心も「がんばるぞ！」と思える理想的な「朝」を迎えることが基本なのです。

では、どうすれば「理想的な朝」を手に入れることができるでしょうか。それには、脳内物質のひとつである「セロトニン」が重要な鍵となっています。

なぜなら「セロトニン」は、私たちの覚醒をつかさどる物質だからです。

「セロトニン」は、朝の目覚めとともに放出されて、体が動き出す準備を整えたり、気持ちを平静に保ったりします。また、姿勢を整えたり、表情を豊かにしてくれたりもする、非常に大切な物質なのです。

また、この頃、「うつ」という言葉を良く耳にします。自分自身が「最近、どうもスッキリしない」と感じておられるかもしれません。それは、脳内での「セロトニン」放出量が少ないことが原因です。

そういった人たちに、本書は「セトロニン」を増やし、快調な日々を送ってもらうヒントとして「朝の5分間セロトニン・トレーニング」をご紹介したいと思います。「セロトニン」はあなたの心がけ一つで、必ず増やすことできるでしょう。ぜひ今日から実践して、あなたも「理想的な朝」を手にしてください。

なお、本書は私、有田秀穂のインタビューをもとに、イシサキ編集部が再編集して著した本であることをお断りしておきたいと思います。

有田秀穂

2005年6月

第三章 「こころ」を演出するセロトニン

第四章 セロトニンのメカニズム

第五章 朝5分で簡単にできるセロトニンを増やす法【基本編】

第一章

セロトニン・トレーニングは、朝の5分が勝負

＊「朝」は「ダイヤモンドの時間」

＊ビジネスマンは「朝」で決まる

＊忙しい朝を有効に使う

＊朝はセロトニンが作られる時間

1 「朝」は「ダイヤモンドの時間」

1日の計は朝にあり

皆さんは朝うまくリズムにのると、1日のカンや集中力が高まり、体が軽く感じられて、スムーズに動くことを経験したことがあると思います。「1年の計は元旦にあり」ということわざがありますが、毎日のことを考えると「1日の計は朝にあり」と言えるのです。

ところが現実には、残業や夜の付き合いなどのせいで、朝、スッキリ目覚めようと思っても、なかなかうまくはいかないものです。

けれども、そのような毎日も、これから説明する脳内物質の「セロトニン」を働かせるトレーニングを行うことで、だんだんと改善されていきます。今日やり始めて明日の朝に効果が出る、というような一朝一夕の夢のような話ではありませんが、毎日続けることで効果は必ず実感できます。

ビジネス界は朝に注目している

いまビジネスの世界では、「朝」を活用しようという動きがあります。例えば、通勤時間を1～2時間早めてラッシュをさければ、ゆっくり車内で座って過ごすことができます。

座ってならば読書だけでなく、その日の朝からある会議の資料に目を通したり、パソコンを開いてメールチェックをすることができます。車内を意識的に簡易オフィス化してしまえば、会社に着いた時にはすでに頭も体も臨戦態勢になっていますから、周りの人よりスタートダッシュがききます。

フレックスタイム制を採用している会社が増えている背景には、このような意図もあるのです。

また「朝粥会」といって朝食を食べながらの勉強会をしたり、早朝会議をしている会社も少なくありません。比較的早い時間なら、電話がかかってきたり突発的な仕事が入ったりする心配が少ないし、「始業時間まで」というタイムリミットがあることで、より集中して話し合いができるという利点もあります。

どれも朝の時間を有効に活用することで、「能率アップ」「先手必勝」を目指そうというものです。

朝の1時間は夜の2時間

朝の1時間と夜の1時間を比べた時に、その時間の重みが違うと感じたことはありませんか。

1分は60秒、1時間は60分というのは当たり前です。けれど、朝、集中して仕事をしている時の1時間と、夜、晩酌などしながらボーッとテレビを見ている時の1時間は、時間の「量」は同じですが「質」はちがいます。

朝の1時間は、夜の2時間に相当するくらい濃密なのだといえるでしょう。この「朝」を有効に活用した人こそ、成功できる可能性が高いのです。

朝こそ集中力と効率アップ

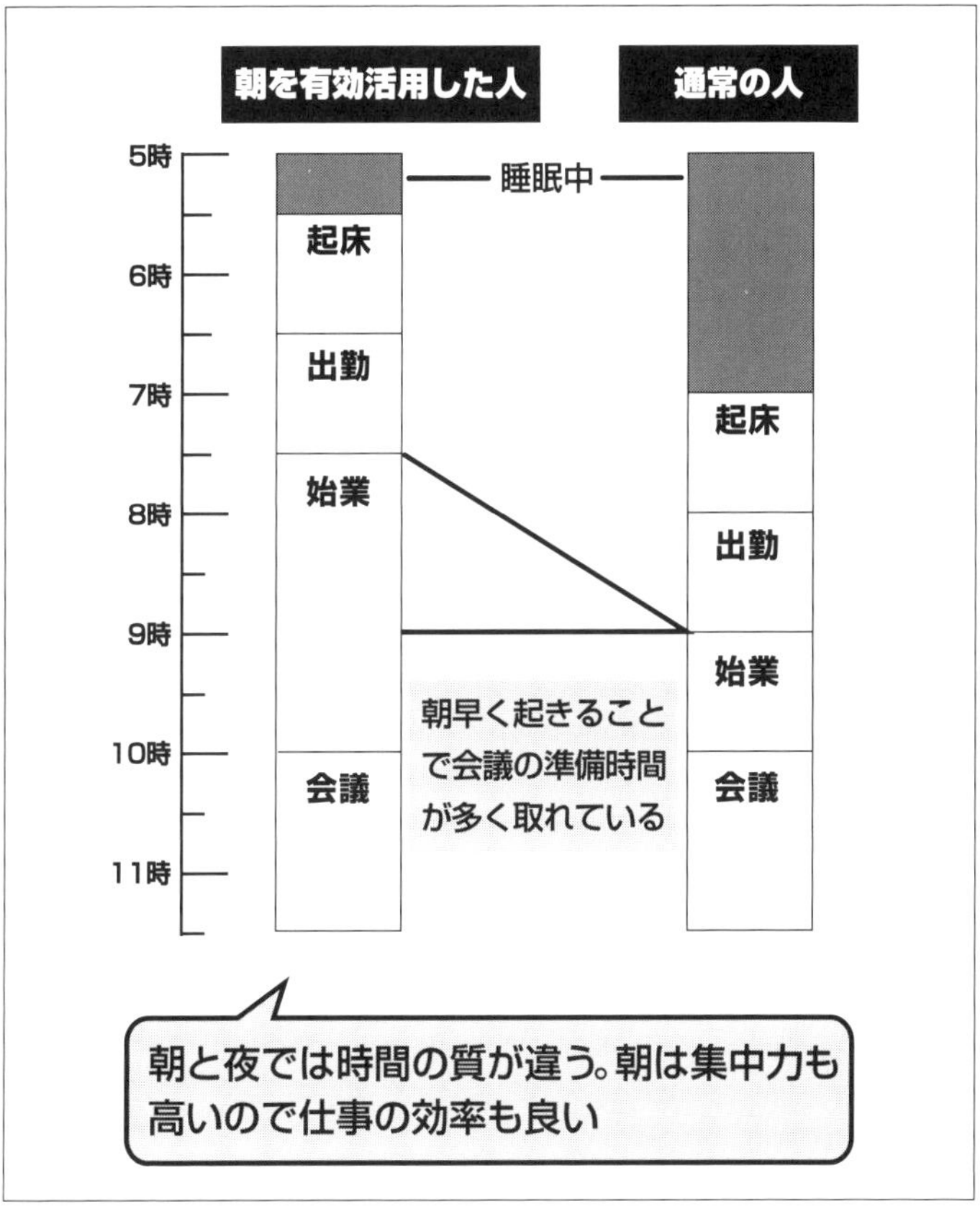

2 ビジネスマンは「朝」で決まる

先手必勝の連鎖反応

朝に先取りして仕事をこなすことは、当然のことながら午後の余裕につながります。

他の人が雑務に追われてバタバタとしている中、あなたはゆったりと次の戦略を練ったり、おおらかに仕事相手と応対できようというものです。その余裕が、また次の先手を生むことにつながります。

朝型人間のトレーニングによって、まさに「先手必勝」の連鎖反応がおこります。いってみれば、「良い循環」をおこすことができるのです。この循環にうまく乗ることができれば、しめたものですね。

朝型人間は成功する

実際に見ても、「朝型人間」にはビジネス成功者が多いようです。たとえば、作家の山田智彦さんは典型的な朝型人間で有名です。

山田さんは銀行員時代に1日3時間、小説を書くための時間をとろうと考えたそうです。初めは午後の9時から午前0時までを小説を書くための時間として机に向かってみましたが、日中は銀行員として働いていたため、からだは疲れきっていて、つい眠くなってしまいます。

仕方がないので、夕食後に軽く仮眠をとってからすることにしました。午後11時から午前2時までを執筆にあてたのですが、これも能率が良くありません。睡眠が2回に分断されたことが問題だったようです。

そこで、彼は夕食を食べたらなるべく早くに寝て、その分、朝早く起きることにしました。ためしに午前4時に起床して仕事に出かけるまでの3時間を机に向かってみたところ、とても筆が進んだといいます。

朝は体力的にもエネルギーに満ちているので、余計に効果が上がったのでしょう。

他にも朝型人間の成功例はいくつも見つけることができます。第一章の最終ページのコラム①には、朝型人間として世に知られた人を紹介していますので、そちらも読んでください。

右脳は朝働く

人間の脳は大きく左右に分かれています。左脳は、話し言葉・書き言葉などの言語認識、論理的・科学的思考や推論、計算や数字の理解をつかさどります。それに対してもう一方の右脳は、イメージや想像にたけ、芸術性や創造性をつかさどり、空間認知を行います。他には、直感やひらめきも右脳の作用といわれています。

さて、あなたは日頃の生活を思い返したとき、右脳と左脳のどちらを主に使っていると思いますか。私の感じ方では、両方をバランス良く使っている人というのは、あまり多くない気がします。現代生活は、右脳に比べて左脳を使う機会が多いようです。とくにビジネスにおいては、企画文書を作成したり、言葉で相手を説得したり、さまざまなデータを集めて結果を算出したりといった作業が多く、これらはすべて左脳が分担するものです。つまり、いまのビジネス界は左脳偏重の傾向にあるのです。

もし、あなたがほかの人たちに差をつけて、1歩先に出たいと思うなら、右脳を活発に働かせて、一味違うアイデアやひらめきで勝負する事をおすすめいたします。右脳が元気に働いてくれる朝は、やはり成功のカギをにぎっているのです。

しかし、いくら朝を有効活用しようとしても、すっきり目覚められなかったり、起きても体になかなかエンジンがかからないことは誰にでもあります。そこで本書では、「セロトニン」という覚醒をつかさどる脳内物質との関係を考えながら、「スムーズな目覚めを手に入れるための方法」について、解説していきたいと思います。

朝の通勤時間で簡単に実践できる運動や、朝食でのちょっとした工夫でセロトニンの働きをよくし、快適な朝を手に入れましょう。忙しい朝だからこそ、簡単で短時間にできるトレーニングがいいのです。

3 忙しい朝を有効に使う

生活の悪循環を断ち切る

あなたには「朝起きるのがつらい」とか「いくら寝ても寝たりない」といったことがありませんか。目覚めがスムーズでないと、その日1日、なかなか頭と体にエンジンがかからず、ダラダラと過ごしてしまいがちです。

当然そんな状態のまま職場に着いても頭が働いていませんから、仕事の能率はいつまでたっても上がりません。昨日の遣り残しの書類整理、大切な打ち合わせ、メールへのレスポンスに電話の応対……など、仕事は朝からたくさんあるのに、どれも単なる対処に追われてばかりになってしまいます。

この悪循環をたちきる大きなきっかけが、セロトニン・トレーニングです。

忙しい朝だからこそ短時間で勝負

ビジネスマンにとって、朝は1分1秒が貴重です。まず、身だしなみを整えなくてはなりません。１日の活力のためには朝食も欠かせないし、新聞を読んで世の中の動きに敏感でなくてはならないでしょう。行き当たりばったりでは仕事になりませんから、１日のスケジュールを立てて、先を見越した行動をとらなくてはなりません。

やることはいっぱいあるのに、出勤の時間は迫ってきます。時間も電車も、あなたの都合に合わせてはくれません。

こんなふうに、誰もが慌しく朝を迎えていることでしょう。ただでさえこんなに忙しい朝なのに、あれもこれもやりなさいと言われたって、なかなか実践できるものではありません。たとえそれが健康のためであったとしても……。

ですから、本書の第五章で紹介するセロトニン・トレーニングは、忙しい朝でも実践してもらうことが可能なように、どれもたった5分間でできるものばかりを挙げました。

もしかしたら、「こんな当たり前の簡単な方法で本当に効くんだろうか」と思われる方もおられるかも知れません。それに対しては、続けることが大切だからとお答えしたいと思います。

続けることが成功のカギ

セロトニン・トレーニングはある程度の期間続けられなければ意味がありませんから、本書で紹介する方法は、わざと簡単すぎるものばかりを選んでいるのです。セロトニンを活性化させるカギは「朝の5分間」です。5分くらいなら、少しの工夫でやりくりできるのではないでしょうか。

まずは自分にできることから、少しずつ実践してみてください。そして、慣れてきたら休日などにちょっと時間をかけたトレーニングを試してみてはいかがでしょうか。

第五章では、セロトニン・トレーニングの基本編を、第六章では応用編を紹介しています。

朝の５分でセロトニン・トレーニング

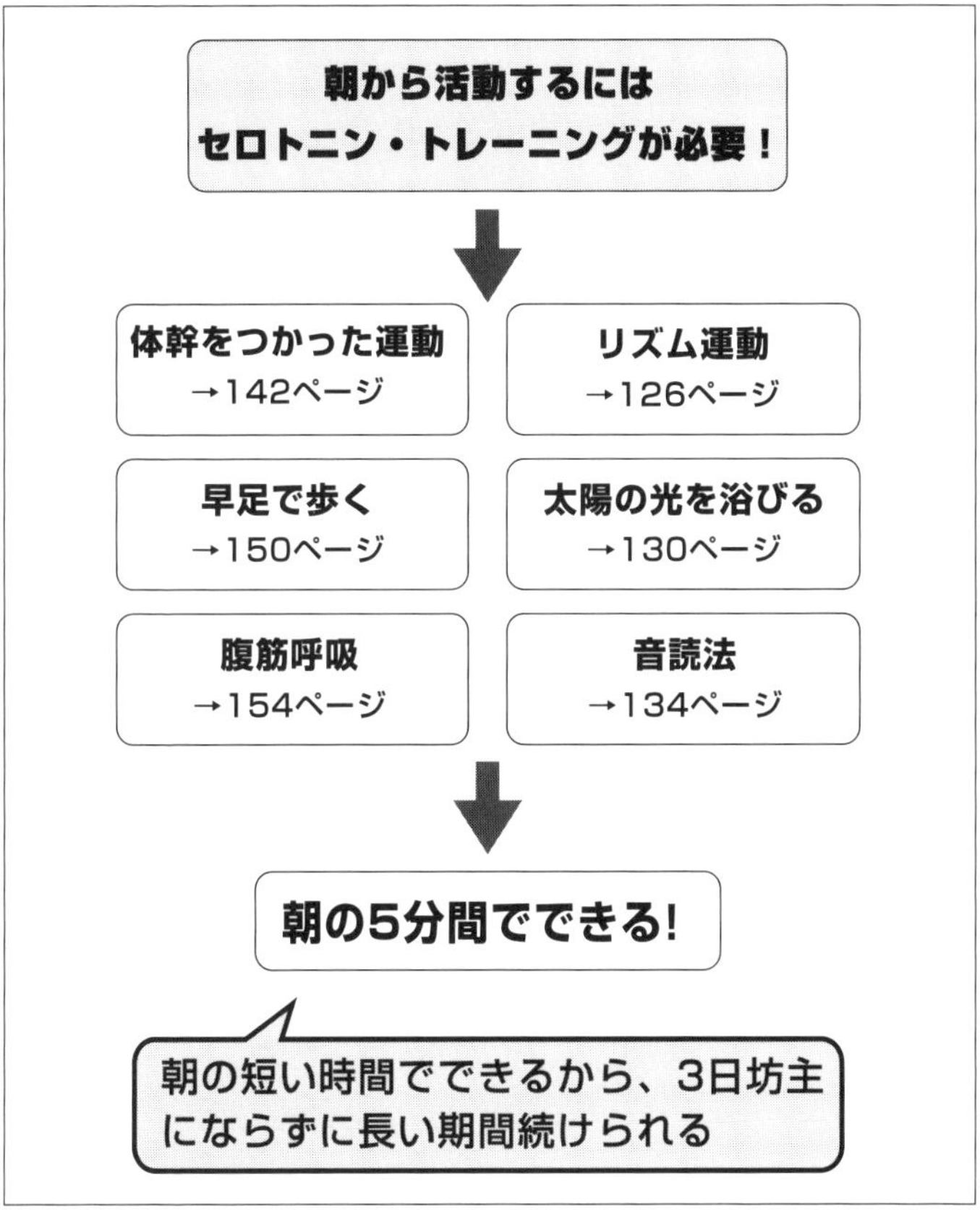

4 朝はセロトニンが作られる時間

眠っている時にはセロトニンは出ない

セロトニンは、眠っているときにはほとんど、脳内には出ません。太陽の光に影響されて、徐々に脳内で作り始められます。

そして、目覚めとともに分泌が始まります。体はそれに反応して活動のための準備に入るのです。

本書が朝にこだわる理由の第一の理由は、「セロトニンが朝に作られるから」なのです。

朝、セロトニンがたくさん作られれば、スムーズな1日のスタートをきることができます。

太陽とセロトニンの強い関係

そもそも人間の脳は夜暗くなると眠くなり、朝、太陽の光を浴びると自然と目が覚めるようになっています。この「覚醒」をつかさどっているのが、セロトニンという脳内物質なのです。

朝にこだわる2つ目の理由は、まさにここにあります。ビジネスマンにとって、朝を仕事のために有効活用することは大切です。けれども、その朝に肝心のからだが動かなくては意味がないのです。

つまり、「セロトニンを増やすことで覚醒をスムーズにする」ということです。ちょうど自動車が走り出そうとする前のアイドリング状態をイメージしてもらえるとわかりやすいでしょう。アイドリングで準備を整えることで、スムーズに車が走りだすように、セロトニンが朝きちんと分泌されると、スムーズで気持ちの良い1日となります。

セロトニンは、1日のスタートを演出する物質なのです。セロトニンがきちんと働きさえすれば、すっきりと朝に目覚めることは、それほど難しいことではありません。

疲れていない朝にこそ仕事を

3つめの理由は、「朝はエネルギーに満ちている時間だから」です。睡眠という休息の時間から覚めたばかりの朝は、からだに疲れがありません。朝食を食べることで、脳自体にもエネルギーが補給されています。つまり、朝はもっともからだが充実しているときなのです。

作家の山田智彦さんの例を述べましたが、彼は朝に執筆活動をすることで成功をつかみました。それは、朝にエネルギーが充ちていたからです。彼に起こったことはあなたにも起こります。他人事だなどと指をくわえて見ていないで、あなたも成功者の1人となってください。

日本では、早起きを勧めることわざに「早起きは三文の徳」というものがあります。また、「早起き三両、倹約五両」ということわざもあります。早起きは、最初は少し辛いかもしれませんが、それを上回るほどの成果を得ることができます。あなたも朝を制してください。

仕事の合間に、上手に「息抜き」

ビジネスの場面で「息抜き」といえば、仕事を離れてリラックスすることで、逆に、「息を詰める」というと、ハードな仕事に長時間就くことを意味します。このように呼吸が仕事やリラックスと密接な関係にあることは、解剖学者で芸大教授でもあった故三木成夫氏が説いておられます。

ところで、仕事で緊張や集中しているとき、あなたはどんな呼吸をしているでしょうか。

おそらく、呼吸は無意識のうちに強く押さえつけられて、浅く小刻みになっているでしょう。浅い呼吸が長い時間続くと脳が疲れ、仕事の能率は上がりません。また、セロトニンも放出されにくい状況だといえます。

そんなときは、後に紹介する呼吸法を取り入れて、上手に「息抜き」してみてください。

5 簡単なトレーニングで1日を快適に

セロトニンに不可欠なもの

くわしい説明は後の章でするとして、まず快適な目覚めのポイントは、充分な量のセロトニンが作られることにあります。

そのためには、「太陽の光」と「リズム運動」が不可欠です。

どちらも「お金」も、たいした「時間」も必要ありません。おまけに「覚悟」も、「努力」もほとんどいりませんから、安心して取り組んでいただきたいと思います。

ほんの5分間という時間と、ほんのちょっとの「やってみよう」という気持ちだけあれば十分なのです。

セロトニンを増やすのは簡単

朝はしっかり太陽の光を浴びて、「今はセロトニンを作る時間だ」ということを脳に教えてあげましょう。

たとえば、朝カーテンを開けて日光を部屋に入れる、通勤電車で日のあたるほうにすわる、などの簡単な工夫でセロトニンはふえていくのです。

「リズム運動」というのは、毎日の生活のいろんな場面に見つけることができます。

歩くこと、呼吸すること、物を食べること、このどれもがリズム運動です。とりたてて何かを学んだり、練習したりする必要はまったくありません。一定のリズムで同じ動きををくり返し行うことが、すでにリズム運動なのです。

そして、リズム運動のほとんどが、人間が生きるために行う行為、生活の基本となる動作と結びついています。ですから、とても実践しやすいのが特徴です。また、我慢を強いて行うような運動ではないので、楽に実践することができるのです。

セロトニン・トレーニングの合言葉

これからセロトニン・トレーニングをするにあたって、この2つの合言葉を心に留めておいてください。まず、1つは「継続は力なり」、そして2つめは「気軽に楽しく」です。セロトニン・トレーニングは毎日続けなくては効果がありません。三日坊主が一番の大敵です。

そもそも「なぜセロトニンが不足するのか」というと、日頃の生活習慣の乱れが原因です。長い間かかってだんだんに不足してきたセロトニンを増やそうとするには、やはりそれなりの時間が必要です。「継続は力なり」です。

そして、三日坊主にならずにトレーニングを長続きさせるためにも「気軽に楽しく」できることが大切です。

この本に紹介されている方法の全部を一生懸命やろうと思わなくて結構です。あまり意気込んでしまうと長続きせず、三日坊主となってしまいます。自分が「これなら毎日続けられそうだ」と思うものから、順にチャレンジしてみてください。

朝を活用するにはセロトニン

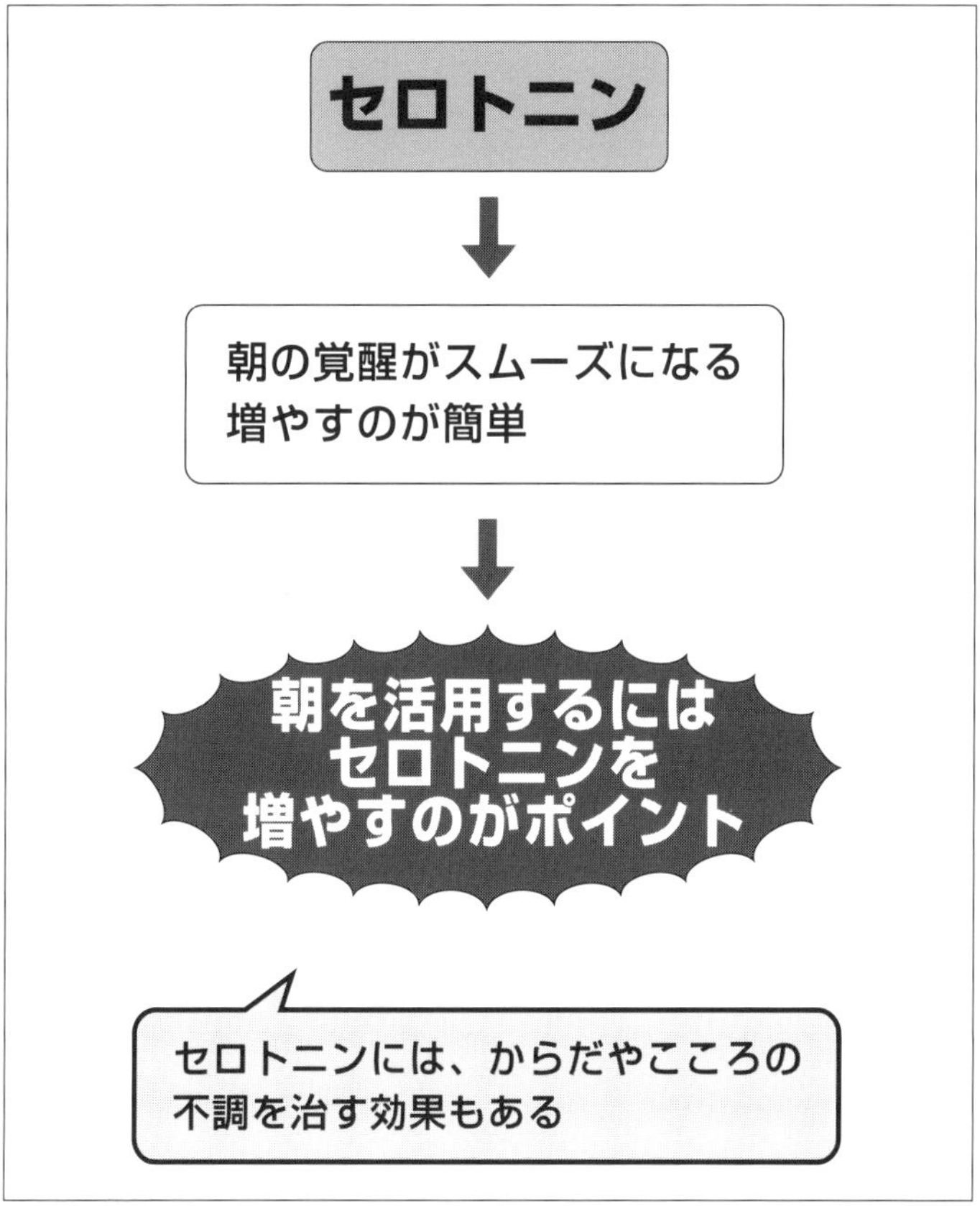

6 こころとからだが丈夫になる

セロトニンは「こころ」と「からだ」を整える

くわしくは次章で述べますが、「セロトニン」というのは脳内で作られる神経伝達物質の名前です。１９５０年代に発見されてから、多くの研究者によって数々の実験研究がなされてきました。すでに人間の「こころ」と「からだ」に広く影響を与えることが認められています。

まず、セロトニンは誰の脳内にも必ず存在する物質です。眠っているときにはほとんど出ませんが、起きている間は一定のリズムで一定量だけ作られ続け、脳全体に対してさまざまな指令を送ります。

主な働きは、「こころ」のバランスをとることです。ストレスに対して適切に対処をはかり、精神を安定させます。

たとえば、リラックスした状態で、集中力を高めたり、カンを働かせたりします。

そして、「からだ」の調子をととのえることも大切な働きのひとつです。無意識に背筋がのび、表情が豊かになります。また、自律神経に働きかけて体調を整えたりもします。

セロトニンは増やすことができる

誰でもうつな気分や体調がすぐれないことはよくあることです。それらの不調はたくさんの要因がからまりあっているのですが、そのうちの多くの部分にセロトニンはかかわってきます。充分な量のセロトニンがはたらいている場合、うつや自律神経失調といった症状とは無関係でいられるのです。

日常的に多くの人が感じている、ちょっとしたうつっぽい気分や、寝覚めの悪さ、ささいなことでのキレやすさなどの改善には、セロトニンを働かせるトレーニングが大変役立ちます。

個人差はあるにせよ、これまでの研究結果から、意識すればセロトニンはある程度日常生活の中で増やせること、それがこころとからだに良い影響を与えることがデータとして証明されています。

先に述べたように、セロトニン神経が朝に働き始めることをみても「朝こそセロトニンにとって大事な時間」であることがお分かりいただけると思います。朝の5分間を使ってセロトニンを増やすことができれば、きっと有意義な毎日を送れることでしょう。

たった5分のトレーニングです。自分のこころとからだの健康のために、ちょっとだけ時間を費やしてみませんか。

セロトニン・トレーニングに期待できる効果

さて、ここまで「朝」と「セロトニン」の関係を述べてきました。朝にトレーニングすると何か良い事が起こるらしいということは、お分かりいただけたと思います。

第五章および第六章では、具体的なトレーニング法を紹介していきますが、それらを実践した場合、どんな効果が起こるのか、次のように簡単にまとめておきました。

①　朝の目覚めがスッキリして、1日のスタートがスムーズにきれる。
②　朝に集中力やカンが冴えるので、仕事が能率的にこなせる。
③　朝にスタートダッシュが効くおかげで、午後の仕事にも余裕が出てくる。
④　残業することが少なくなり、自分の時間を作ることができる。
⑤　こころとからだが健康になる。

これらは、まだほんの一部に過ぎません。トレーニングを持続していくことにより、他にも思いがけない効果があらわれるかもしれません。

このように、朝のたった5分間の積み重ねが、あなたのからだに、こころに、生活に、とても大きな変化をもたらしてくれます。それは、あなた自身が身をもって体験してください。

column ❶
朝型で成功した有名人

「朝」を味方につけることで成功した有名人をご紹介しましょう。

たとえば、石川島播磨重工業や東芝という大企業の再建を果たし、後に経団連会長まで務めた土光敏夫氏は、毎朝7時15分には出社していたといいます。また、43年もの間ダイエーの経営的な実権を握っていた中内功氏も同じく。彼は、1995年に起きた阪神淡路大震災の際に、午前7時には早くも災害対策本部を設置していました。誰よりも早く出社して、人の何倍も働くことを当然のようにしていた彼だからこそ、可能だった早期対応でしょう。

歴史的な偉人の中にも朝型人間はいます。かの有名な戦国武将・織田信長は朝4時には起きていたと伝えられています。2里の道のりを馬に乗って往復し、行きに戦略を練って、帰りにその決断を下したという逸話もあります。そして、その家来の豊臣秀吉は更に早くて、午前3時に起きていたとか。そうやって主君の馬の世話をしていたのです。

第二章

セロトニンには
いろいろな働きがある

＊セロトニンって何？

＊自然のリズムとからだのリズム

＊脳内オーケストラの指揮者

＊からだをアイドリング状態に

＊脳をクールに覚醒させる

＊セロトニンは自律神経にも影響する

＊ストレスに強いからだを作る

＊セロトニンが筋肉に働きかける

＊こころとからだの若返り

1 セロトニンって何？

セロトニンは脳の情報伝達物質

セロトニンとは、私たちの脳内に存在する「情報伝達物質」の名前です。脳内の情報伝達物質というとドーパミンやノルアドレナリンなどが比較的よく知られていると思いますが、セロトニンもそれらと同じ仲間です。

私たちの脳内には、さまざまな情報を伝えるために何種類もの神経が網の目のように全体に張りめぐらされています。神経はその先端から、セロトニンやドーパミン、ノルアドレナリンなどの化学物質を放出し、となりの神経の先端でそれを受け取ることで、次々と情報を伝えていきます。このように、ある情報を次から次へと伝える働きをする物質のことを「情報伝達物質」と呼んでいます。

たとえば、リレーで走者から走者にバトンが受け渡しされる場面を思いえがいてみてください。リレーにおけるバトンにあたるのが、セロトニンなどの情報伝達物質なのです。

セロトニンが伝達するもの

では、セロトニンはどのような情報を伝達しているのでしょうか。

その詳細については、第三章にゆずりますが、ドーパミンやノルアドレナリンが、快や不快をつかさどるように、セロトニンはこころとからだの元気を演出したり、平常心を形成したりします。つまり、セロトニンはこころとからだのバランスを調節する役割を担っているのです。

ですから、慢性的なセロトニン不足が続くと、姿勢が悪くなったり、表情が乏しくなったりするだけでなく、こころのバランスが崩れて、うつになったり、キレやすくなったりすることがわかっています。

あらゆる生物にセロトニンはある

セロトニンは誰の脳内にもあって、日々私たちの生命活動を支えています。目覚めている時には、必ず一定のリズムで一定量だけ作られ、そして放出されて様々な指令を脳全体に送っているのです。

その活動は、私たちが生まれた時から死ぬまで、一生を通じて変わらずに続きます。

ちなみに、セロトニンはすべての動物の中に存在することが、これまでの研究からわかっています。

ほ乳類のような発達した生物だけでなく、きわめて原始的な生物にも存在しています。

また、セロトニンが作られる場所の周囲には、歩行や呼吸、咀嚼《そしゃく》などの生きる上で基本的、かつとても重要な運動をつかさどる中枢《ちゅうすう》があります。これらのことを考え合わせると、セロトニンがいかに生命と切っても切れない関係にあるかが、分かっていただけるのではないかと思います。

セロトニンは太陽とリズム運動で増える

さて、セロトニンには他の脳内物質とは違って、面白い特徴があります。それは、「太陽光の刺激と単純なリズム運動のくり返しで、その分泌量が増える」ということです。

ストレスや不規則な生活習慣などの要因でセロトニンが不足したとしても、私たちは自らの努力で、ある程度セロトニンの分泌量を増やし、健康を取り戻すことが可能なのです。

しかし、具体的なセロトニン・トレーニングの実践に入る前に、そもそもなぜセロトニン不足が起こるのか、それがいったい私たちのこころとからだにどんな作用をもたらすのかを説明したいと思います。

なぜなら、問題の根本を改善しない限り、同じことのくり返しになってしまうからです。

その問題を根本から改善するのが、セロトニン・トレーニングというわけです。

2 自然のリズムとからだのリズム

「体内時計」とは

「体内時計」という言葉をご存知でしょうか。体内時計とは、もともと生物のなかに組み込まれている「生きていくための時間割」とも言えるものです。セロトニンはこの体内時計と深いかかわりをもっています。

私たちは、ほぼ1日24時間の周期を保って生活しています。人間は時計のないはるか太古から、太陽が上れば起き出して活動し、お腹が空けば食事をとり、太陽が沈めば自然と眠くなって就寝するという生活を、何百万年ものあいだ延々とくり返してきました。

このように、睡眠と覚醒のバランスや食事のタイミングなどを知らせてくれるのが体内時計です。この人間に本来備わっているシステムのおかげで、私たちの体は体温やホルモンなどが正常なリズムで機能し、健康的に生活することができるのです。

たまに海外旅行などに行くと、生活のリズムがくずれてしまうことがあります。いわゆる時差ボケといわれるのは、この体内時計が狂った典型的な例です。時差ボケでなくとも、日頃からぐっすり眠れない、朝起きづらいなど睡眠に不満があるとすれば、自分に組み込まれている体内時計が狂っているせいかもしれません。

光のない生活はからだに影響する

ところで、1日が24時間なのに対して体内時計は、25時間前後といわれています。つまり、純粋に体内時計のみにしたがって生活をしていると、1日に1時間ずつのズレが生じることになります。そのズレを調節し、24時間にあわせているのが、目から入ってくる光の刺激です。

私たちの中にあるといわれている体内時計は本来、太陽の光に同調して正しく働くようにセットされています。しかし、現代の生活を省みると24時間営業のコンビニエンスストアが地方都市へも進出し、真夜中でも街から明かりが消えることはありません。

また、テレビの深夜番組やテレビゲーム、インターネットなど、夜を過ごす手段にも事欠きません。現代の私たちの生活は、どんどん太陽のない生活に慣れつつあると言えそうです。

人は1日1時間という短いズレならたいして苦もなく調節できますが、その1時間が積み重なると大きなズレとなります。

先ほど体内時計を調節するのは、目からの光の刺激だと言いましたが、ここで言う「光」とは、あくまで太陽の光でなくてはなりません。たとえば、電灯の光は照度がせいぜい100〜250ルクス程度です。それに比べて、太陽の光は10倍から100倍もの照度があるのです。

体内時計が狂って寝覚めが悪いということは、すなわち、セロトニンも不足しがちだということが考えられます。セロトニンは覚醒をつかさどり、スムーズに活動を始めるために不可欠な物質だからです。

運動不足からくる影響

また、現代人は慢性的な運動不足だといわれて久しいですが、この運動不足も体内時計を狂わせる大きな要因の1つです。

たとえば、子どもたちは、友達同士で集まっても外で遊ぶことをしなくなりました。公園や広場といった遊びのスペースがないという問題もあるでしょう。また、世の中が物騒になって安心して外で遊べないといった問題もあるでしょう。放課後も学習塾へ通わなければならないといった問題もあります。

原因は必ずしもこれだけではありませんが、このような生活スタイルの変化は着実に子どもたちに影響を与えています。キレる子ども、引きこもりの子どもが増えているというのも、「体内時計の狂い＝セロトニン不足」と無縁ではありません。

私たち現代人の生活環境は、人類誕生以来、劇的な変化の中にあり、急激な変化に私たちの脳が対応できないのは当然です。少しでも生活のリズムを整え、健康的な毎日を送りたいものです。

3 脳内オーケストラの指揮者

セロトニン神経とはなにか

人間の脳の中には、約150億の神経細胞があります。そのうち「セロトニン神経」と呼ばれる神経は数万個だといわれています。

セロトニン神経とは、食物の中に含まれているトリプトファンという物質を原料にしてセロトニンを合成し、情報伝達に利用する神経のことをいいます。

他にもドーパミンを作って放出する「ドーパミン神経」や、ノルアドレナリンに関係する「ノルアドレナリン神経」など、脳内にはたくさんの種類の神経が存在します。

ひとつひとつの神経の働きを解明することで、私たちの「こころ」の成り立ちを科学的に説明することは可能ですが、ここでは、あえてセロトニン神経に関してのみ話を進めることにしましょう。

セロトニンはオーケストラの指揮者

先にも述べたように、セロトニン神経は脳全体で約150億の神経細胞に比べて、わずか数万個にすぎず、数的には神経の中でもマイノリティーの部類です。ところが、特殊な色素を使ってセロトニン神経を染め出し、観察すると、これが脳の全体に広くいきわたっていることが分かります。

つまり、セロトニン神経は数自体は少ないけれども、脳全体にむけて指令を送ることができるのです。ただし、1個のセロトニン神経が、万単位の神経細胞を相手にすることになるので、微細な情報の伝達はとても無理です。当然のことながら大まかな雰囲気を伝えることになります。

それは、まるで「オーケストラの指揮者」のようです。オーケストラの指揮者は、指揮台に立ってタクトを大きく振って見せることで、各パート・各演奏者に演奏を指示します。彼はオーケストラ全体を見渡して、曲の雰囲気を演出することがその役割なのです。

もし、この指揮者がいなかったら、オーケストラはどうなるでしょうか。おそらく各パートはてんでに好き勝手な音を鳴らし、収拾がつきません。

では、逆に彼が各演奏者のかなでる1音1音に細かく指示しだしたら、どうなるでしょう。やはり曲全体のバランスはくずれるでしょうし、第一、指揮者はクタクタに疲れてしまいます。

セロトニン神経は、私たちの脳の中で常にタクトを振り続ける指揮者なのです。セロトニン神経が正常に働かなかったとしたら、私たちのこころとからだはバランスをくずしてしまいます。

バランスをくずしてしまうと、いつもわけもなくドキドキしてしまったり、からだがギクシャク動いたり、所かまわず眠くなったり、突然怒りだしたりしてしまうことでしょう。

セロトニンは、それほどに私たちのからだにとって重要な役割をはたしているのです。ですから、セロトニンのバランスを整えることはとても重要になるのです。

脳内物質の指揮者

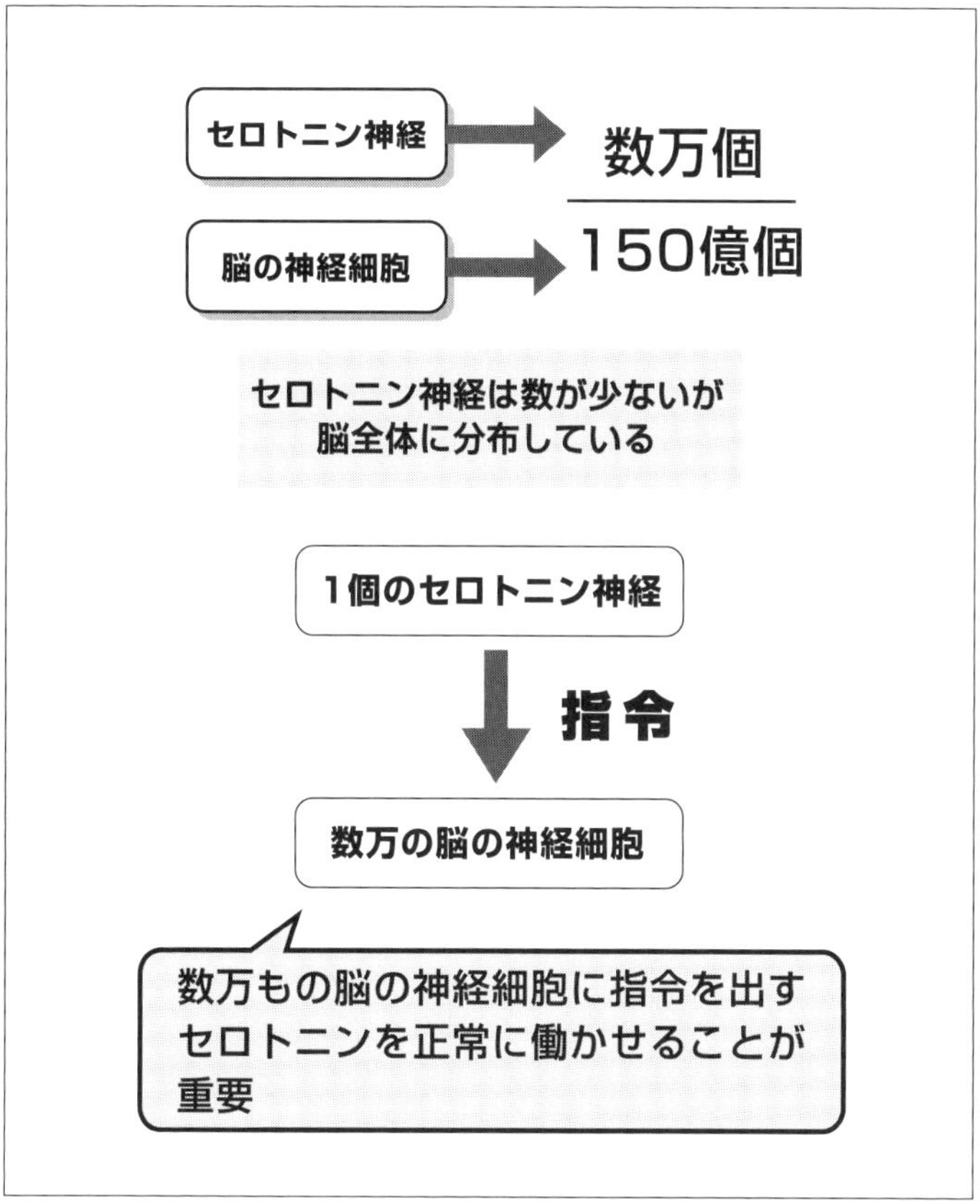
セロトニン神経
脳の神経細胞
数万個
150億個
セロトニン神経は数が少ないが
脳全体に分布している
1個のセロトニン神経
指令
数万の脳の神経細胞
数万もの脳の神経細胞に指令を出す
セロトニンを正常に働かせることが
重要

4 からだをアイドリング状態に

セロトニンと覚醒の関係

ここでは、セロトニンの「覚醒」に関する働きを見ていきます。

セロトニンがうまく作られている時、私たちの脳は望ましい覚醒をします。望ましい覚醒とは「目が覚めたときから頭がスッキリして、爽快な気分である。やる気と集中力がある」状態のことを指します。ごく簡単に言ってしまうと「よし、今日も1日がんばるぞ！」と思える朝のことです。

このような気分のとき、セロトニンは理想的な形ではたらいているといえるのです。そうでない場合は、セロトニンのはたらきが弱っている可能性があります。

朝のスタートを演出する

私たちが夜眠っている時には、たいてい電気を消した暗い中にいます。そのとき、脳内のセロトニンは抑えられます。しかし、朝、窓の外に太陽が昇って朝日が差し込んでくると、その光がまぶたに当たり、光刺激が脳に伝わります。その時点で、脳は「そろそろ眠りから覚める時間が来たぞ」ということを知り、徐々にセロトニンを放出し始めます。

セロトニンが放出されると、自然と目が覚めます。そして、目の網膜から直接、太陽光の刺激を受けることでセロトニンはさらに活発に放出され、今度はからだが起きて運動する準備をします。

それにともなって、次第に頭も思考できる状態に集中力が高まってきます。もちろん朝食もおいしく食べられますし、からだにも疲れはありません。理想的な1日のスタート、つまり調子の良い朝を迎えることで、その日1日が快適に過ごせます。

これは、セロトニンが自律神経に働きかけて、からだを動き出せるように準備してくれるからです。

自律神経とは、リラックス・休息と興奮・活動を調節する神経です。交感神経（興奮）と副交感神経（リラックス）という2つの神経がシーソーのように、バランスを取りながら働いています（自律神経についての詳しい説明は、後の「自律神経への影響」で解説します）。

ここで分かりやすいように私たちのからだを自動車にたとえてみましょう。

まず私たちが眠っている時が、車が完全にエンジンを停止している時です。

朝、太陽が昇り、光刺激を受けて脳内のセロトニンが分泌され始めます。この太陽の光を車のキーに、セロトニンをガソリンに見立てることができます。

次第に目が覚めて、体温が上がり、からだが動き出そうと準備を始めます。このからだの準備段階が、車でいうとアイドリングの状態になります。エンジンが温まって、いつでもスムーズに動き出せる状態というわけです。

つまり、からだになるべく負荷をかけず、ゆるやかに寝覚めから活動へ移行できるように、脳全体に指令を発信しているのが、セロトニンなのです。

自律神経にちょうどいい調和を保たせて、リラックスしすぎず緊張もしすぎないように働くセロトニンは、こころとからだに優しい脳内物質なのです。

セロトニンの分泌

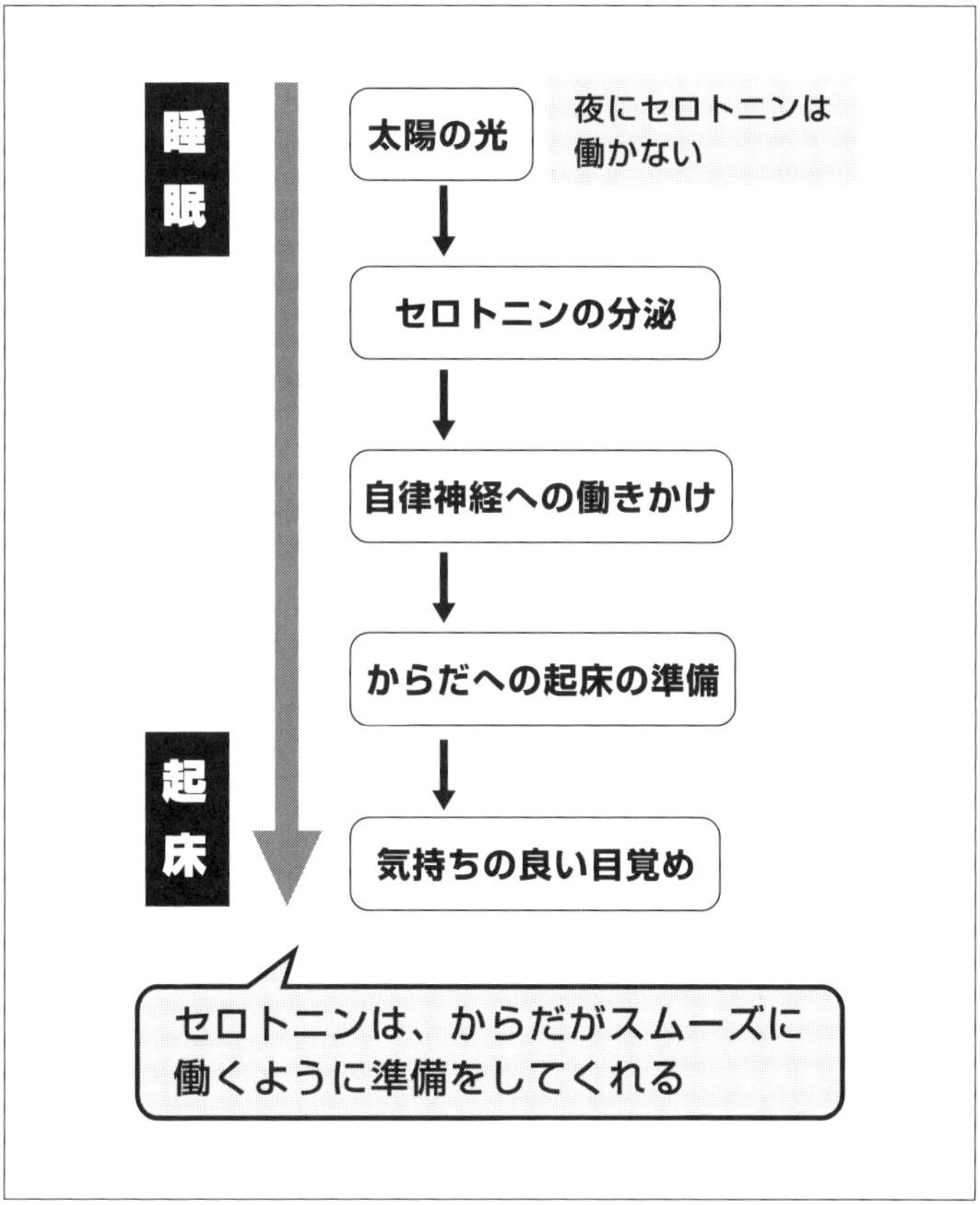
睡眠
太陽の光
夜にセロトニンは
働かない
セロトニンの分泌
自律神経への働きかけ
からだへの起床の準備
起床
気持ちの良い目覚め
セロトニンは、からだがスムーズに
働くように準備をしてくれる

5 脳をクールに覚醒させる

人間の脳だけにある特徴

人間の脳は、サルの脳に比べて「大脳皮質《だいのうひしつ》」と呼ばれる部分が大きく発達しています。

大脳皮質は脳の一番外側をおおっている部分で、主に言語と知能をつかさどっています。私たち人間が、他の動物たちよりずっと複雑な思考をめぐらしたり、理性的に話したりできるのは、この大脳皮質のおかげです。

セロトニン神経は脳全体にいきわたっていますが、その中でも重要なのが、この大脳皮質です。

ではセロトニン神経はどのように大脳皮質に影響を与えているのでしょうか。

がんじがらめの大脳

結論から先に言ってしまうと、セロトニン神経は大脳皮質の働きを抑制しながら、なおかつ覚醒しているという状態を作り出します。

私たちは小さな頃から、言語を習得し、社会のルールを学びます。言葉を覚え、しゃべり方を覚え、文法を覚え、礼儀作法も全部教わって大きくなります。それらは肥大な脳にちゃんとたくわえられていきます。

私たちの世界は、大人になるほどにこの言葉と知能に頼って生きるようになる傾向があります。例えば、ケンカは殴りあうよりは、言葉でするようになります。

言語と知能は人間として生きていく上で、たしかにとても大切ですが、この部分ばかりに偏重すると困った面も出てきます。常識やルールにとらわれて、がんじがらめになってしまうのです。

私たちの普段の生活は、言語や知能にしばられて、自覚している以上に窮屈になっているものです。会社で、学校で、家庭で、知らず知らずのうちにストレスがたまるのには、こういう要因もあるのでしょう。

クールな覚醒とは

ところが、セロトニン神経は、この言語と知能をつかさどっている大脳皮質の活動を適度におさえてくれます。しっかり覚醒して思考をめぐらし、会話をすることができる一方で、がんじがらめにならずにいられるという、まさに理想的な状態を作り出してくれるのです。

この状態を、私は「クールな覚醒」と呼んでいます。

クールな覚醒は、いい意味でリラックスしながら、集中力が高まっています。この状態をうまく自分のものにできれば、自由な発想やあたらしいアイデアなどを生み出し、他の人とは違った視点で物事を見つめたり、発見できたりすることでしょう。

日々競争社会にいるビジネスマンにとっては、まさに願ったり叶ったりの働きです。

クールな覚醒を手に入れる

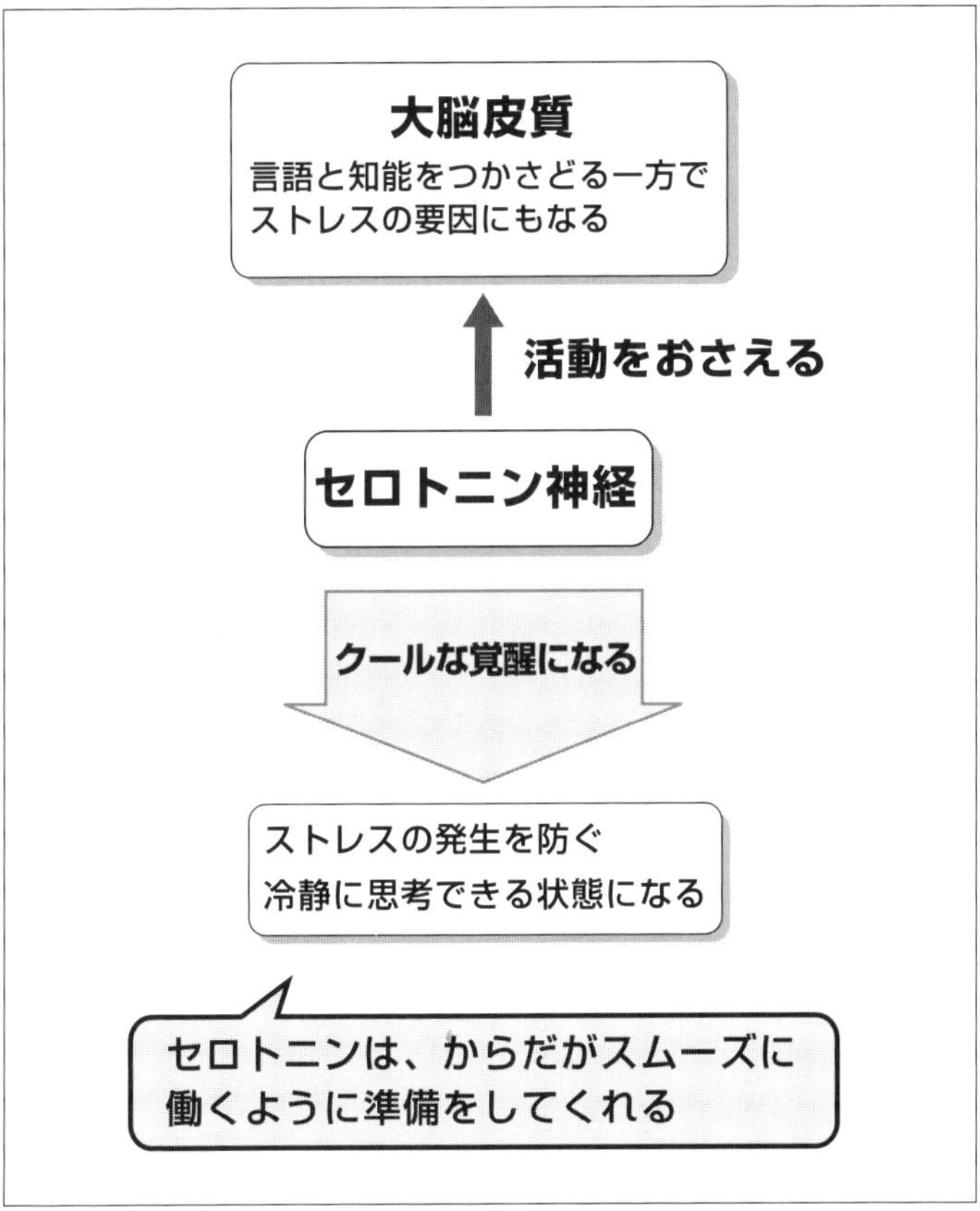
大脳皮質
言語と知能をつかさどる一方で
ストレスの要因にもなる
活動をおさえる
セロトニン神経
クールな覚醒になる
ストレスの発生を防ぐ
冷静に思考できる状態になる
セロトニンは、からだがスムーズに
働くように準備をしてくれる

6 セロトニンは自律神経にも影響する

自律神経はからだの調整システム

セロトニンは自律神経にも深く関係しています。

自律神経とは、内臓や血管、呼吸などをコントロールして、からだの状態を正しく保つ神経群のことをいいます。人が自分で動かすことができない神経なので「自律」と呼ばれます。

自律神経は、交感神経と副交感神経という2つの神経がバランスを取ることで成り立ちます。交感神経は、起きているときに働く神経のことで、特に緊張しているときに強く働きます。副交感神経は、眠っているときやリラックスしているときに働く神経です。

自律神経は、からだの多くの機能をコントロールしていて、からだが外からなにか刺激をうけたとき、刺激に逆らって、からだの働きを保つのです。

たとえば、暖かい家の中から寒い外へ出たとき、皮膚を緊張させて毛穴を閉じ、体温がうばわれないよう働きます。階段をのぼっているとき、息があがるのも自律神経の働きです。暑いときに汗をかいて、体温をさげようとするのも同じです。

セロトニンは自律神経のカギ

このように、体内の環境を快適に保つ重要な神経ですから、バランスがひどくくずれると、からだの不調が出ることがあります。

しかし、セロトニンには自律神経のバランスを整える働きがあります。セロトニン神経を強くしておけば、自律神経のバランスが悪くならないよう、予防することができるのです。

通勤中の電車の中で、急にお腹が痛くなり、途中で降りてトイレにかけこんだ、という経験のある方もおられるでしょう。何も悪いものを食べてないのに、急に下痢をすることが度々ある。これはストレスからくる腸の不調と考えられ、自律神経がかかわっています。自律神経のバランスが崩れる原因は、ストレスによることが多いのです。

自律神経の不調による病気

自律神経の不調による病気には、

・心臓神経症（原因不明の動悸や胸の痛み）
・気管支ぜんそく
・過敏性腸症候群《かびんせいちょうしょうこうぐん》（先に書いた下痢など）
・反復性臍疝痛《はんぷくせいさいせんつう》（下腹にさしこむような痛み）

などがあります。これらの病気は直接いのちにかかわるものではありませんが、症状があるとつらいものです。セロトニン神経を強くすることで、症状をおさえたり予防することができます。

交感神経と副交感神経

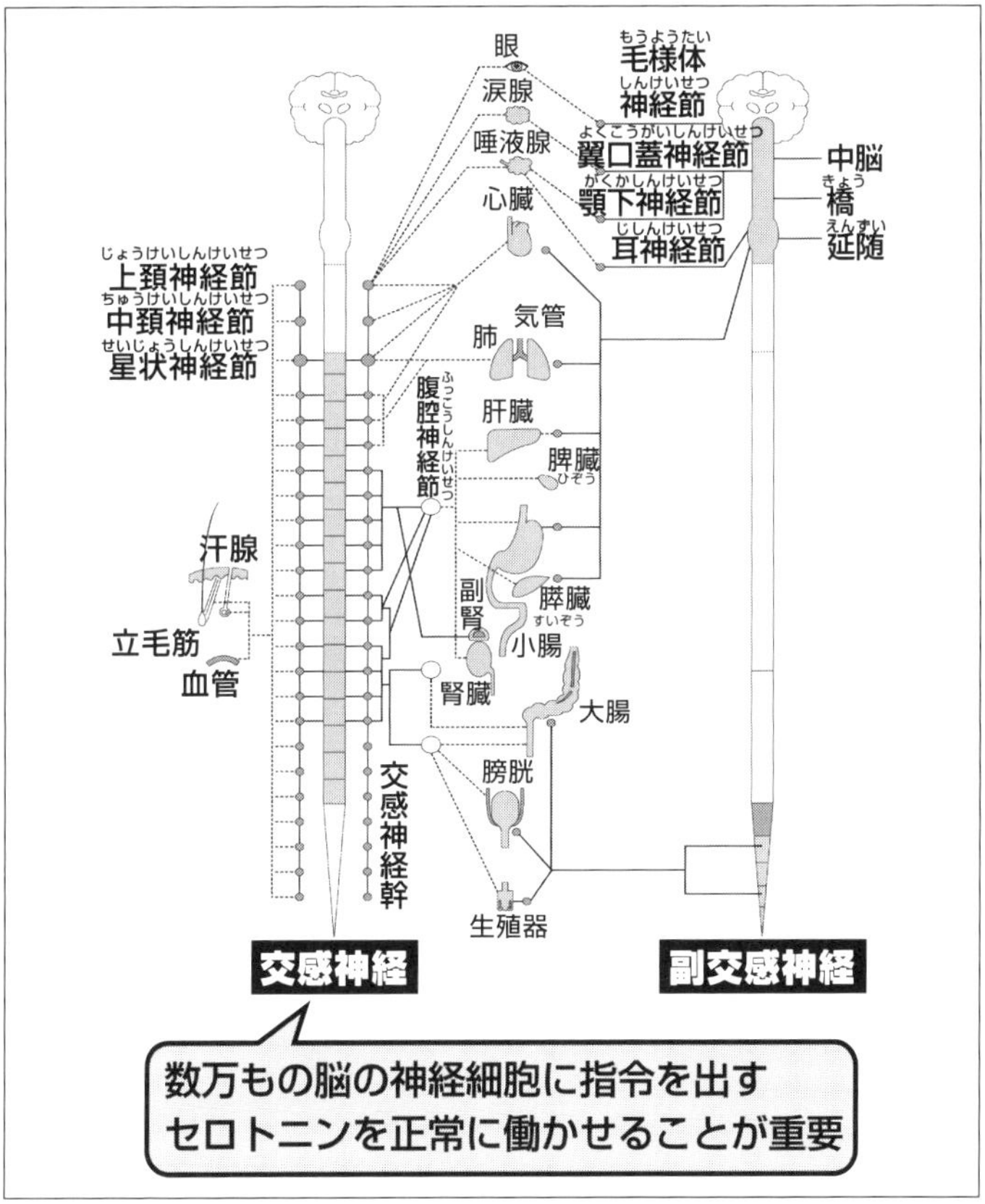

「〈うつ・キレる〉を治すトレーニング脳内セロトニン神経強化法実践10カ条」（宝島社）より作成

7 ストレスに強いからだを作る

セロトニンが痛みをやわらげる

セロトニンがちゃんと働いていると、痛みに強いからだを作ることができます。痛みに対する感覚は、人によってそれぞれですが、セロトニン神経が強い人ほど痛みに強いのです。

これは、セロトニン神経がストレスに左右されないことが理由となります。痛みはからだにとって、強いストレスといえます。強いストレスがかかったとき、セロトニン神経が強い人は、痛みにはげしく反応しません。

もちろん、痛みはからだにとって、緊急事態を教える大切な働きです。まったく痛みを感じないと危険を避けることができません。つまり痛みをまったく感じなくなるのではなく、ちゃんと感じてはいます。原因がないのに痛みを感じたり、痛みを実際より大きく感じる状態は、危機管理システムが正しく働いていないことになります。からだが痛みに過剰に反応している状態といえるのです。

野球の試合中に、ピッチャーの投げたボールがバッターのからだにあたっているのに、ちょっと痛がっただけで、すぐ次のかまえをする場面をよく目にします。普通の人だったら、ひどく痛がってしばらくは動けないでしょう。ピッチャーの投げるボールは、時速140キロメートルをこえるのです。ところが、選手たちは平気でバッターボックスに立ちます。彼らは、からだを訓練できたえているだけではなく、セロトニン神経も強くなっているのです。

からだのストレスがないと、こころも軽い

からだにとって、もっとも強いストレスは痛みですが、他にもたくさんのストレスをうけています。

たとえば、蚊にさされたときのかゆみも、痛みの弱いものです。同じ姿勢をとりつづけて筋肉が疲れるのもストレスです。暑い、寒いもストレスといえます。

こういったからだのストレスが、こころにも影響をあたえ、しんどいという気持ちにつながります。しんどいのを我慢すれば、こころにとって大きなストレスになってしまうでしょう。

しかし、セロトニン神経が強い人は、からだのストレスに強くなります。そうすると、こころにも負担をかけなくなり、こころのストレスが減っていくのです。

「イヤだな」とか「面倒だ」などの気持ちがあると、ストレスとなり、気持ちが沈んでしまいます。こころがどんどん疲れてしまう状態です。ストレスに強いセロトニン神経は、そういった気持ちをストレスとしてためこむことを予防し、疲れにくくします。

ストレスが減ることで、からだの不調だけではなく、こころの不調も予防したり、減らしたりすることができるのです。これが、セロトニン神経が強い人が、そうでない人より健康を維持できる理由です。

からだとこころのストレス

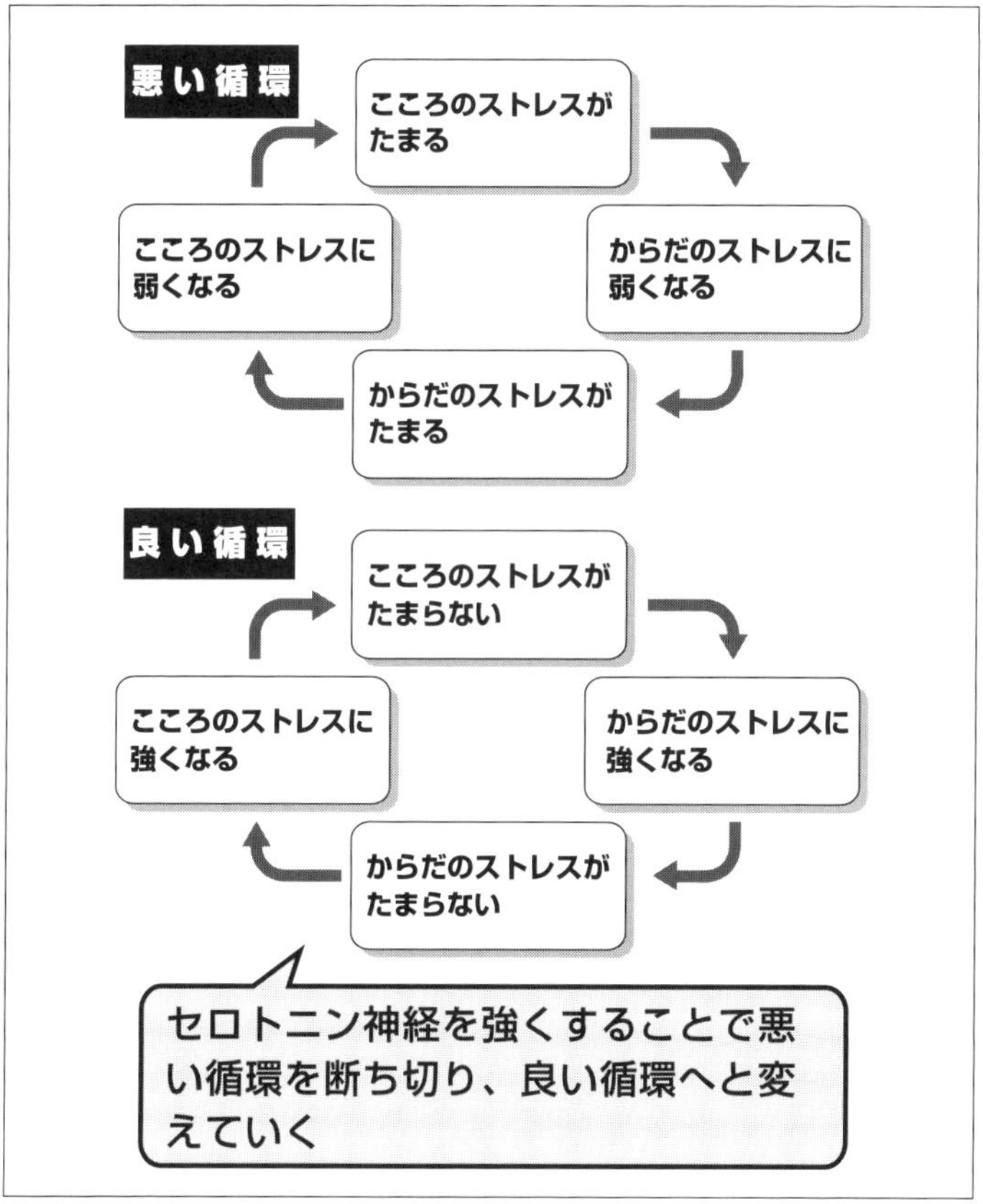
悪い循環
こころのストレスがたまる
からだのストレスに弱くなる
からだのストレスがたまる
こころのストレスに弱くなる
良い循環
こころのストレスがたまらない
からだのストレスに強くなる
からだのストレスがたまらない
こころのストレスに強くなる
セロトニン神経を強くすることで悪い循環を断ち切り、良い循環へと変えていく

8 セロトニンが筋肉に働きかける

「抗重力筋」とは

セロトニンは、抗重力筋《こうじゅうりょくきん》という、重力にさからって動く筋肉にも働きかけています。抗重力筋の大きな働きは、立っている姿勢を保つこと、背筋をのばして姿勢をよくすることです。手をあげたり、足をあげたりする動作も抗重力筋の働きです。

重力によって、すべてのものが地表に向かってひっぱられていることは、皆さんも理科でならっていることでしょう。この重力とは逆の方向へ体を動かす筋肉を、抗重力筋と呼びます。口を開けたり閉めたりすることにも、抗重力筋が働いています。もし、あごに抗重力筋がなかったら、口は開いたままになってしまいます。立っているときや座っているとき、口を閉じておくのも重要な働きです。

セロトニン神経が弱いと、口がぽかーんと開いたままで、猫背になっていきます。口が開いたままなのは、最近の若者によく見かけます。極端にいうと、重力にさからう動きのすべてが、とても疲れる動作になってしまうでしょう。実際には、筋肉を動かすことが困難な病気の人しか、それと意識するほどの疲れは感じないでしょうが、セロトニンが重要なはたらきをしている例の1つです。

顔の表情にも出る抗重力筋

顔にも、抗重力筋が働いています。笑ったとき口角があがる、ほおがあがる、などがそれです。セロトニン神経が弱いと、顔に表情が少なくなり、目じりやほお、口角がさがってきます。一言でいうと、老けた印象の顔になるのです。

使わなかった筋肉を訓練するのは、時間もかかるし大変です。でも、セロトニニン神経がはたらいていると、自然と顔の表情もひきしまり、若々しく保てるのです。背筋もしゃんとのびて、「あの人はいつまでも若い」などと言われるかもしれません。

猫背は肩こりのもと

背筋がしゃんとのびて、あごをひいた状態だと、頭部の重さをうまく支えることができます。しかし、実際にやってみると、そのままの姿勢を長い時間続けるのは意外に難しいものです。つい、背筋が曲がって、あごが出てきてしまいます。

人間の頭は、あらゆる動物の中でもっとも重いとされています。その頭をささえるため、人間は2本足で立つようになった、という説は有名です。人間の頭の重さは、約5キログラム。体重のおよそ13パーセントにもなります。

背中から肩にかけての抗重力筋が、セロトニン神経によって緊張を続けられれば、背中の筋肉がピンとのび、肩こりや首のこりも軽くなるでしょう。

顔と体の抗重力筋

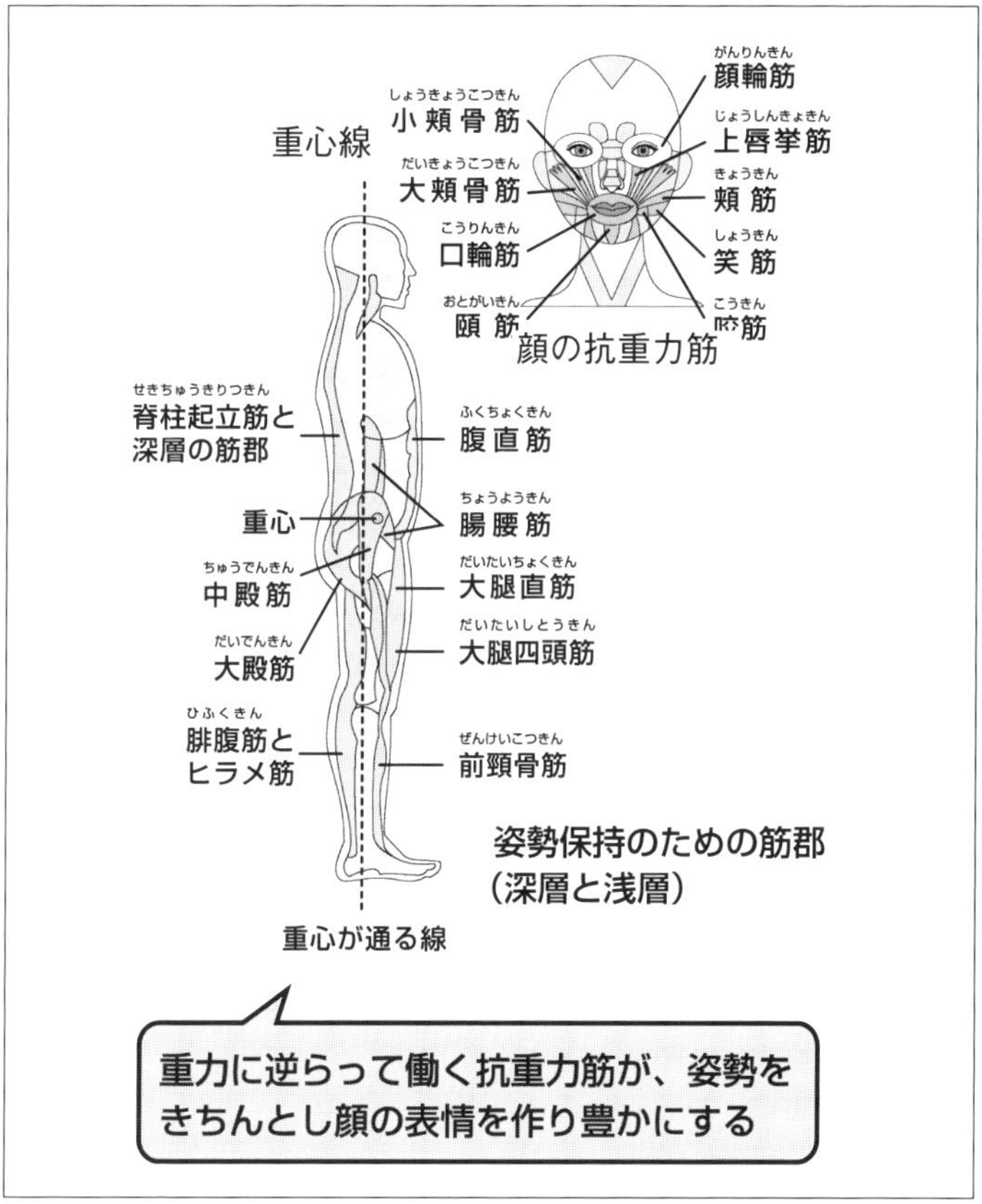

「＜うつ・キレる＞を治すトレーニング脳内セロトニン神経強化法実践10カ条」（宝島社）より作成

9 こころとからだの若返り

からだを若返らせる働き

先に、ストレスと筋肉に対するセロトニン神経の働きを説明しました。そのことから、セロトニン神経を強くすると、こころとからだが若々しく保てる、ということがいえるでしょう。

運動をすると、筋肉が痛くなったり、関節に負担がかかったりします。炎症というほどでもないのにひざが痛くて困る、などということも解消できます。気持ちよく運動が楽しめるようになるでしょう。

抗重力筋のはたらきで、顔もしまり、若々しい表情が保てます。ストレスが少ないですから、こころは軽く、気持ちも前向きになります。いろいろなことにトライしてみよう、と思えるでしょう。

脳を若返らせる働き

そして、さらに重要なことがあります。それは、脳も若々しく保つという働きです。

年齢とともに認知症が進むのですが、認知症は脳だけではなく、体にもあらわれてきます。体が思うように動かせなくなってきたり、若いときより動きが悪くなったりします。体の機能が下がることも原因ですが、脳が老化することによって、からだにも影響がでてくると考えることができます。

セロトニン神経が強いと、認知症をある程度、予防することができると考えられます。

寿命の中で、私たちが元気に活動できる年齢を「健康寿命」と呼びます。日本は、健康寿命でも世界でトップクラスです。高齢で元気な方たちを見てみると、元気に農作業をしている人がとても多いのです。草むしりや作物の収穫など、単純な手作業は、とてもリズミカルに動いています。このリズム運動が、脳にとても良い影響を与えて、老化を防止しているのです。

なにも農作業でなくても、リズム運動を毎日つづけることで、同じ効果をえることができます。からだをリズミカルに動かすセロトニン・トレーニングによって、短時間のトレーニングで効果を出すことができるのです。

脳が若々しいと、運動も活発にできます。運動が活発にできるから、さらに脳が若々しくなります。良い循環が起こるのです。

さらにいえば、寝込んで介護を受ける人を減らすことにもつながります。寝込んでしまったらセロトニン・トレーニングができない、ということはありません。横になっていても、日光と呼吸法さえあれば、介護のいらない生活へと戻れる可能性があるのです。

起きあがれるようになれば、さらに動くトレーニングができるようになり、これもまた良い循環となって、健康な生活を取り戻すことができるでしょう。

脳を若々しく保つということは、からだも若々しく保つことにつながり、私たちの健康寿命をおおいに助けてくれることになります。セロトニン神経を強くすることで、健康寿命をのばすことができるのです。

こころとからだの若返り

セロトニンが弱い人	セロトニンが強い人
気分が沈みがち	気持ちが明るくなる
表情がこわばる	表情が豊か
心配ごと、ストレスがたまる	ストレスがない
姿勢が悪くなる	姿勢が良くなる
自律神経に不調を起こす	自律神経が整う
関節の痛みが出る	からだが良く動く

セロトニン・トレーニングをすることで、セロトニン神経を強め、こころとからだが若返る

column ❷

腸内にもあったセロトニン

最近の研究で、セロトニンが腸内にも存在することが発見されました。腸内のセロトニンは、なんと全体の90％にものぼります。それらは、腸のぜん動運動を促します。腸には単独でセロトニンを作る神経があって、そこから放出される時、腸が強くぜん動運動を始めるのです。実は、腸内のセロトニンはたったそれだけの働きしかしません。

本文中で、「セロトニンは夜にほとんど出ない」と説明しましたが、それはあくまで脳内セロトニンについての話です。腸というのは夜寝ているときの方が活発に運動します。つまり、腸内では夜に活発なセロトニン放出が行われているということです。ちなみに、脳内のセロトニンは全体のわずか5％にすぎません。肝臓や腎臓にもセロトニンがあることは分かっていますが、具体的にどんな働きをつかさどっているのかまでは、まだ分かっていないのが現状です。まだまだセロトニンに関しては分かっていないことが多く、研究の余地が残されています。

第三章

「こころ」を演出するセロトニン

＊脳のしくみはこうなっている

＊快感をつかさどるドーパミン神経

＊脳の危機管理センター、ノルアドレナリン神経

＊気持ちをリラックスさせ集中力も高めるセロトニン神経

＊セロトニンのバランスの影響　〈こころ編〉

＊セロトニンのバランスの影響　〈からだ編〉

1 脳のしくみはこうなっている

脳内物質は神経伝達物質

この章では脳のメカニズムについて書きますが、無理に覚える必要はありません。こういったものなのだと、ざっと理解して頂ければと思います。

脳の中で、情報がどのように伝えられているかは、37ページで説明しました。セロトニンなどの「情報伝達物質」は、脳の中にある化学物質だから「脳内物質」とも呼ばれます。そちらのほうが一般的に使われる呼び方です。

脳内物質のそれぞれには、それを伝達するための神経細胞があり、それぞれに働きの違う脳内物質を必要な場所に運んでいます。脳内物質それぞれに専用の神経細胞が用意されているのです。脳内物質を使って必要な情報を伝達し、利用するのが神経細胞の仕事です。

その中で、ドーパミンという脳内物質を伝達するための神経細胞をドーパミン神経と呼びます。ノルアドレナリンを伝達する神経細胞はノルアドレナリン神経、セロトニンを伝達する神経細胞がセロトニン神経です。

これらの神経は、刺激によって多くの脳内物質をさかんに送り出します。それによって神経が興奮し、いろいろな場面に対応できるよう、人間は反応を起こすのです。

脳内物質が作られるしくみ

脳の中では、脳の神経細胞（ニューロン）の間を脳内物質が移動することで情報が伝えられていて、からだのいろいろな場所へ命令が送られています。神経細胞は情報を伝達するための脳細胞群のことで、脳内物質によって刺激を受け、となりの細胞へ刺激を伝えるはたらきをします。先に出たセロトニン神経やノルアドレナリン神経というのも、そういった脳細胞群の１つです。

皆さんは脳が微少な電流で動いているということをご存じかも知れません。たしかに脳は微少な電流で動いています。微少な電流で動くということは、くわしくいうとこういうことです。

まず、脳神経細胞から伸びた軸索《じくさく》という部分に一定の周波数で電流が流れます。その刺激によって、脳内物質が放出されます。情報を伝えるのは電流ではなく、作られた脳内物質と脳細胞群の仕事なのです。

情報伝達はドミノ倒し

脳内物質と神経群を理解すると、脳の働きは意外に簡単です。刺激を伝えるという働きは、ちょうどドミノ倒しのようなものです。隣の細胞に脳内物質という刺激を伝えていくのは、ドミノのコマが倒れて隣のコマを倒していくような感じです。倒れたコマは隣のコマを倒すと、すぐもとに戻り、次の刺激を待ちます。このしくみでコマがある場所なら、どこまでも刺激を伝えることができるのです。逆に、コマがない場所に刺激は伝わりません。

神経細胞（ニューロン）と軸索《じくさく》

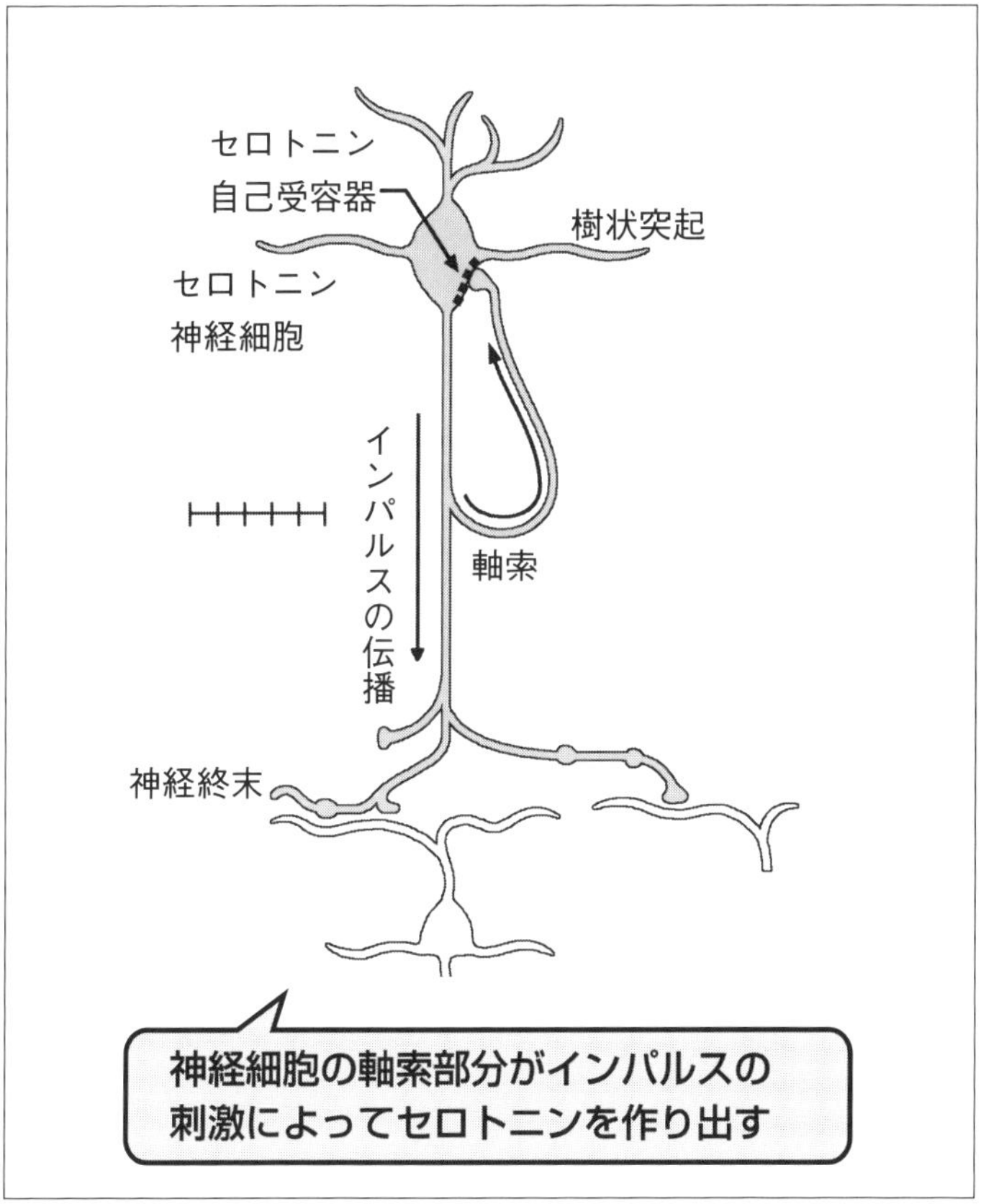

「セロトニン欠乏脳」（ＮＨＫ出版）より作成

2 快感をつかさどるドーパミン神経

チョー気持ちいい興奮はドーパミン

ドーパミンは、脳を興奮させる興奮物質の1つです。興奮物質とは、神経細胞を刺激し、興奮させることで必要な働きをさせる化学物質のことです。

ドーパミンによって起こる興奮は、主に快感とされています。2004年の流行語大賞にもなった「チョー気持ちいい！」は、アテネ五輪の金メダリスト、北島康介選手の言葉ですが、このように叫びたくなる状態は、このドーパミンがたくさん出ているときです。脳が快感で興奮しているのです。

よく興奮状態にある人が「アドレナリン出てます！」と言ったりしますが、それが気持ち良い興奮なら、「ドーパミンが出ている」と言うほうが正しいのです。気持ちのよい興奮はドーパミンの作用によるものと考えられるからです。

ドーパミンの働きと病気や不調

ドーパミンを放出するドーパミン神経は、中脳にある腹側被蓋野《ふくそくひがいや》から大脳辺《だいのうへん》縁系《えんけい》という部分へ伸びています（81ページの図参照）。

大脳辺縁系は大脳皮質の内側にある部分で、本能や感情を支配する脳とされています。（117ページの図参照）。ドーパミンが快感などの感覚に働きかけるのは、そのためです。

また、脳内でドーパミンはノルアドレナリンにも変化します。

ドーパミンによって起こる病気の代表例には、統合失調症（精神分裂病）があります。この病気は、ドーパミンの分泌が多すぎるときに起こります。快感をつかさどる神経伝達物質ですから、過剰になると興奮が続き、妄想や幻覚、幻聴が起こってきます。以前は不治の病でしたが、今では急性であれば完治が可能になりました。

他にも、アルコールや買い物への依存という症状の原因になります。ドーパミンが多くなると、人は興奮状態で活動的になり、衝動的に買い物をしまくったりすることがあります。逆に買い物ができない状態だとイライラしてきて、自分で行動を制御することが難しくなります。これを依存症と呼びます。依存対象はさまざまで、アルコール依存やタバコ依存のほか、薬物依存やギャンブル依存もあります。最近では、インターネット依存やゲーム依存も、社会的な問題となっています。

ドーパミンが少なすぎると、パーキンソン病になります。パーキンソン病とは、全身の筋肉が徐々に固くなり、自分で動かすことができなくなる病気です。多くは65歳以降になってから発病しますが、若いときに発病することもあり、難病として治療法の研究が進められています。

天才的な宇宙物理学者であるホーキング博士の話で、この病名を耳にした方もいるでしょう。また、ボクシングの世界チャンピオンだったモハメド・アリもこの病気にかかっています。映画「バック・トゥ・ザ・フューチャー」の主演で有名になった俳優のマイケル・J・フォックスもパーキンソン病であることを発表し、その治療法研究のために基金を作り活動しています。

ドーパミン神経のある部位

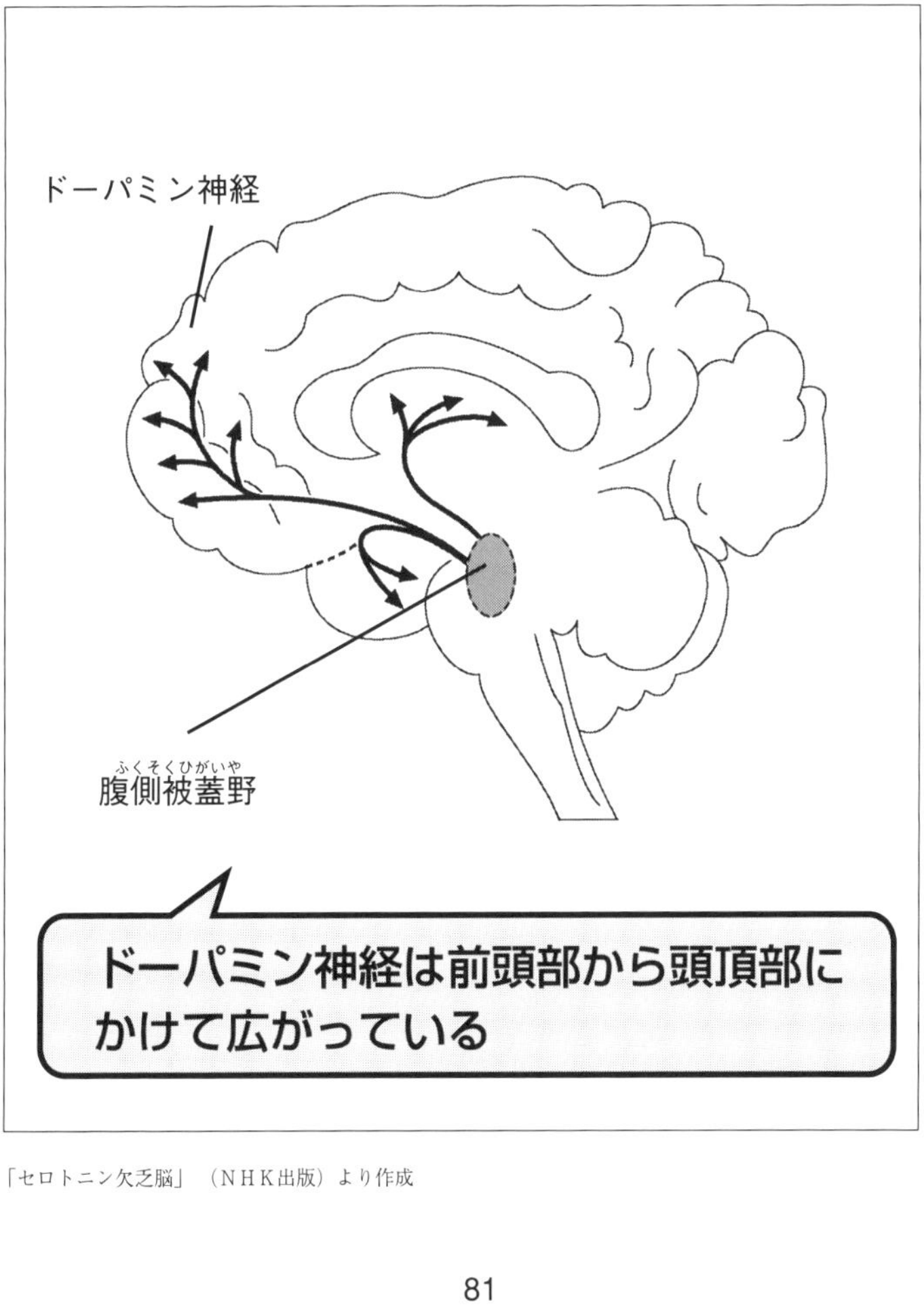
ドーパミン神経
腹側被蓋野《ふくそくひがいや》
ドーパミン神経は前頭部から頭頂部にかけて広がっている

「セロトニン欠乏脳」（ＮＨＫ出版）より作成

3 脳の危機管理センター、ノルアドレナリン神経

危機を感じて戦闘態勢をとるノルアドレナリン

ノルアドレナリンもまた興奮物質ですが、ドーパミンの場合とは違い、戦闘的だったり、怒りに関係するものと考えられています。皆さんが腹が立って仕方がないときは、ノルアドレナリンが大量に作られていると考えられます。

外部からの不快な刺激に対してノルアドレナリンが大量に作られ、不快な状態から抜け出すためのからだの動きにそなえ、こころの準備をするのです。そのため、非常に興奮した状態になります。そのことから、ノルアドレナリンを伝達するノルアドレナリン神経は、脳内にある危機管理センターともいえるのです。

ノルアドレナリンは、生命の危機や不快な状態と戦うための脳内物質です。もし、ノルアドレナリンがなかったら、人間は危険な状況に置かれても、そこから逃げたり戦ったりするための力、つまり生命力がなくなってしまうのです。ですから、とても大切な神経であるといえます。

「火事場の馬鹿力」といわれるものは、非常事態に直面したとき、人間が通常では考えられない力を出すことですが、これこそノルアドレナリンのなせる技です。「窮鼠猫《きゅうそ》を噛む」ということわざもその例といえるでしょう。

ノルアドレナリンは脳全体に配られる

ノルアドレナリンは、脳幹《のうかん》の中の青斑核《せいはんかく》という部分で作られ、ノルアドレナリン神経が大脳のほぼ全体にはりめぐらされて、ノルアドレナリンを運んでいます。前頭前野《ぜんとうぜんや》を通り大脳皮質《だいのうひしつ》に、さらに大脳辺縁系《だいのうへんえんけい》に、ノルアドレナリンは運ばれます。

ノルアドレナリン神経のある場所は、セロトニン神経と重なっています。

ノルアドレナリンによる病気

ノルアドレナリンによって起こる病気は、たくさんあります。興奮することで自分を守ろうとする脳内物質ですから、ストレスによってバランスをくずすと、興奮がコントロールできなくなり、不安神経症や強迫神経症、対人恐怖症、パニック発作、躁《そう》状態で興奮して怒りがおさまらないなど、さまざまな症状が出てくるのです。うつ病も、その中に含まれます。

ノルアドレナリンのバランスがくずれるのは、気質的な問題の場合もありますが、主にストレスが原因と考えられています。そういった症状を持った人の死後に脳脊髄液《のうせきずいえき》を調べてみたら、ノルアドレナリンの代謝物の量が異常な値であったという報告もあります。

病気とまではいえなくても、ノルアドレナリンのバランスがくずれて、イライラして落ち着かない、すぐキレる、なぜか不安で仕方がない、などのこころの問題を抱えている人もいます。ノルアドレナリンのバランスを取るには、セロトニン神経を強化することが有効です。

ノルアドレナリン神経のある部位

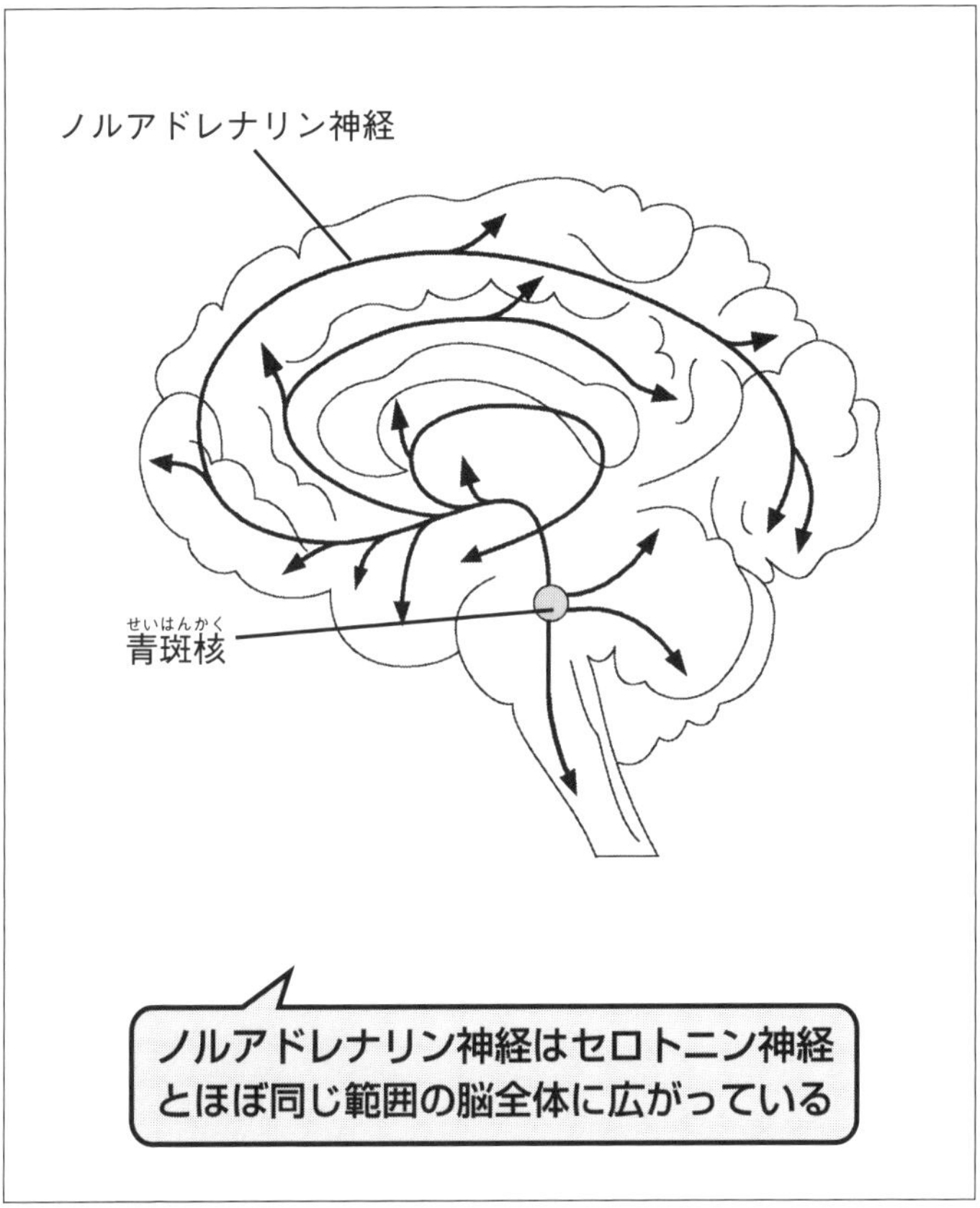
ノルアドレナリン神経
青斑核《せいはんかく》
ノルアドレナリン神経はセロトニン神経
とほぼ同じ範囲の脳全体に広がっている

「セロトニン欠乏脳」（ＮＨＫ出版）より作成

4 気持ちをリラックスさせ集中力も高めるセロトニン神経

クールな覚醒をうながすセロトニン

セロトニンはノルアドレナリンと共に、うつ病に関係するとされる脳内物質です。覚醒をつかさどる興奮物質ですが、ノルアドレナリンが怒りや戦闘状態を作る物質なのに対し、セロトニンは覚醒とリラックスをもたらします。

興奮物質なのに、なぜリラックスできるのでしょうか。セロトニンを運ぶセロトニン神経も、ノルアドレナリン神経とほぼ同じ場所にはりめぐらされています（89ページの図参照）。

しかし、ノルアドレナリンと違い、外部からの刺激には反応しません。一定量のセロトニンを送り続けます。そして、ノルアドレナリンをはじめとする脳内物質のバランスをとり、脳内の覚醒と興奮を適度にコントロールしてくれるのです。そのため、緊張がとれてリラックスすることができるのです。ノルアドレナリンがカッカとしたホットな覚醒であるのに対し、セロトニンはクールな覚醒といえるでしょう。クールに覚醒していますから、集中力も高まります。落ち着きも出てきます。セロトニンが十分であれば、些細なことでカッカしたり、クヨクヨすることが少なくなるのです。

こころとからだのバランスを取る

セロトニンは、脳の縫線核《ほうせんかく》という部分で作られ、脳全体に運ばれます。眠っているときには、放出が抑制されていて、ノンレム睡眠中は弱く働き、レム睡眠ではほぼ働きを止めます。目が覚めると脳内にセロトニンが放出されて、人間は活動を開始します。

寝起きが悪い、気持ちよく起きられない、といった状態は、起きたときにセロトニン神経が活発に活動を開始せず、からだが重いとか寝覚めが悪いといった状態としてあらわれるからです。

セロトニンによって起こる病気

セロトニンによって起こる病気は、うつ病がまず挙げられるでしょう。脳内物質のバランスを取って、気分を落ち着かせながらも活動的にするのがセロトニンの仕事ですから、そのバランスがくずれると、脳内物質の多くに影響が出るのです。

うつ病はセロトニンの不足によって起こるということが分かっており、うつ病で自殺したと思われる人たちの脳脊髄液を調べたところ、セロトニンの分解物質の量が極端に少ないことが確認されました。

他にも、セロトニンは人間のからだを自分の意志とは関係なくコントロールしていますから、急に動悸《どうき》がするとか、なぜか呼吸が苦しくなるなど、からだの症状としてもあらわれます。こころの症状としては、不安感、強迫観念、気持ちが沈んで何も楽しくないなどがあります。

セロトニン神経のある部位

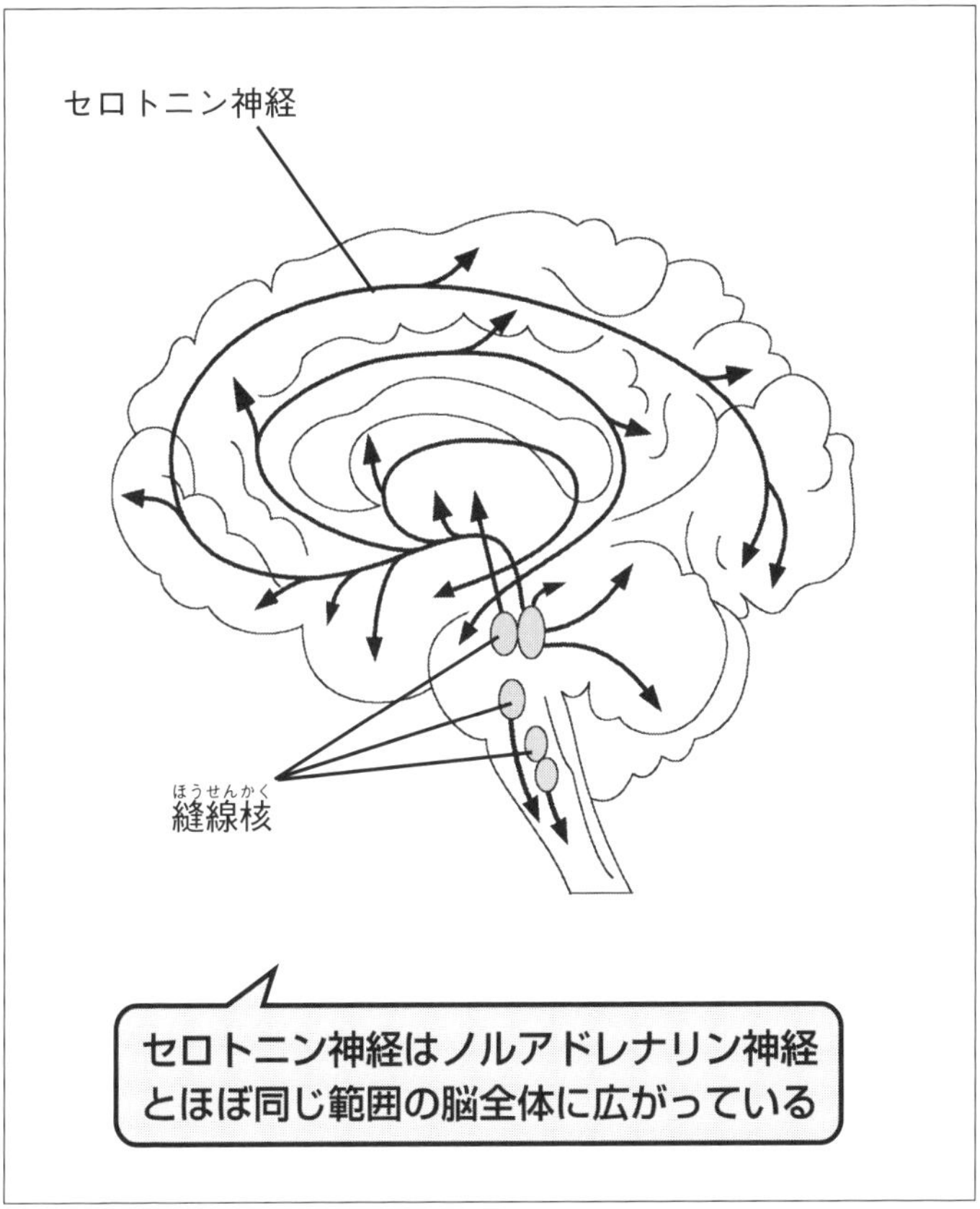
セロトニン神経
縫線核《ほうせんかく》
セロトニン神経はノルアドレナリン神経
とほぼ同じ範囲の脳全体に広がっている

「セロトニン欠乏脳」（ＮＨＫ出版）より作成

5 セロトニンの影響〈こころ編〉

セロトニン効果で充実した生活を

セロトニン神経が強いと、こころにどのような影響があるのでしょうか。

セロトニンが十分にあると、前向きで気力にあふれ、落ち着いて過ごすことができます。ちょっとしたことでクヨクヨせず、頭がスッキリとして、冴えた状態をキープします。これは、セロトニンによって脳が活性化されるため起こるのです。

逆に、セロトニンが不足すると、気分が不安定になる、寝起き・寝つきが悪い、なんとなく不安だ、1つのことが気になってしかたがない、などの不調があらわれたり、ストレスに弱くなってキレやすくなったりします。

セロトニンと、こころの健康

現在、セロトニン不足によって起こる病気には、先に書いたうつ病以外にも、パニック障害や強迫性障害があると考えられています。

パニック障害は、一般に言うような「頭がパニックを起こす」という意味ではなく、突然はげしい動悸に襲われ、呼吸が苦しくなります。まさに死ぬ思いのはげしいからだの変調を起こします。しかし、心臓や呼吸器には医学的には問題がなく、発作も十分ほどで治まります。ですが、この発作は電車の中など外出先が多く、また発作が起きるのではないかと怖くなり、外出できなくなることが問題です。

強迫性障害は、窓のカギを閉めたかとか、ささいなことが気になって何度も家に確認に戻ったり、手が汚いような気がして頻繁に洗って手荒れをおこしたりします。

1つのことが気になって何も手につかないのです。また、至近距離で人がしゃべっていると、ツバが飛んでくるような気がして人のそばにいけないとか、外出先のトイレは汚い気がして用便ができないとか、色々な強迫観念が起こります。

セロトニンを増やすと症状が消える

これらの病気がセロトニン不足による、といえるのは、セロトニンを増やす薬であるＳＳＲＩ（選択的セロトニン再取り込み阻害薬）を使うと、症状が軽くなったり消えたりすることから、その関係が確認されています。

もちろん、セロトニンだけが病気の原因とはいえないのですが、ＳＳＲＩで症状が軽減する患者が多いため、治療薬としてＳＳＲＩが使われているのです。ＳＳＲＩは、うつ病の治療薬として作られた薬ですが、臨床例から他の病気にも効くことが確認されました。

病気になったら医師に相談するのが一番ですが、軽い気分の沈みや、寝つきの悪さ、軽い不安感や強迫観念は、セロトニン・トレーニングで改善できる可能性が高いといえます。また、そういった病気の予防にも役立ちます。

セロトニン不足による症状

セロトニンが不足して起こる症状

自律神経の不調　強迫観念
気分が沈む　寝付きが悪い
不安感

↑ **改善！**

軽い症状なら
セロトニン・トレーニングが有効！

ちょっと気分がすぐれないなどの症状があらわれたら、セロトニン・トレーニングを試してみよう

6 セロトニンの影響〈からだ編〉

からだの健康を維持しよう

セロトニンはすでに書いたように、からだにも大きな影響を与えています。関節や筋肉の軽い痛みをおさえたり、姿勢を正しく保ったりできますから、健康で活動的な生活が送れます。

健康のためには適度な運動が一番、といわれますが、からだが思うように動かないと運動もままなりません。セロトニンによってからだの動きがスムーズになり、適度な運動をいつでもできる状態になれます。

運動が思うようにできる状態なら、セロトニン神経も弱まらず、いつまでも健康で活動的な生活を送ることができます。

食欲にも関係するセロトニン

また、胃腸の不調による食欲減退ではないのに、なんとなく食が進まない、というのも、セロトニンと関係があります。

年齢によって適度な食事の量は違ってきますが、食欲がないのに義務的に食べていても、実は栄養として吸収されないのです。ですから、食欲があっておいしく食べられることが大切になってきます。

食欲不振が病気のレベルにまでなってしまうのを摂食障害といいます。摂食障害には、たくさん食べて吐いてしまう過食症と、まったく食べられなくなる拒食症があります。過食症は間違ったダイエットなどからなることが多いのですが、拒食症は本人が意識しないうちに、だんだん食が細くなって、必要なカロリーを取れなくなる病気です（ダイエットのために絶食して、なってしまう人もいます）。

この摂食障害の治療にも、ＳＳＲＩが使用されています。つまり、セロトニンと食欲には大きな関係があるということです。朝起きて、「ああ、よく寝た。

お腹がすいた」と思えることが、とても大切です。朝食は1日の始まりを決める大切な食事です。朝食がおいしく食べられることが、健康には重要なことなのです。

皮膚も元気で血行もよくなる

元気な人は、皮膚がやわらかく、血行のよい顔色をしています。これにもセロトニンが関係しているのです。

これも自律神経の機能の1つです。分泌腺や血管をコントロールしているのが自律神経なのです。自律神経がセロトニンによって、よいバランスを保つと、血行や汗腺、分泌腺もよい状態が保たれて、皮膚が若々しくなったり、冷え性が治ったりします。

姿勢や顔の筋肉だけではなく、血行や皮膚も若々しく保つ力が、セロトニンにはあります。それによって、心身ともに若々しい生活を送ることができるのです。

からだの健康のポイント

健康なからだの特徴

集中力がある
食欲がある
自律神経が整っている
だるさがない
血行がよい
からだが良く動く

↓

セロトニンの分泌で実現する

セロトニンはこころだけでなく
健康的なからだも作り出す

健康的なこころとからだを作るには
セロトニンをきちんと働かせる

column ❸

血管の中のセロトニン

さて、先のコラムで体全体のセロトニンのうち、腸内に90%、脳内に5%が存在するというお話をしました。では残りはどこにあるのでしょうか。実は血液中に存在しているのです。

血中にあるセロトニンの90%以上は「血小板」というところに取り込まれていて、普段は特別な働きはしていません。どこかに運ばれていくのではなく、単純に血液中にあって体全体を循環しているだけです。

具体的にどんな働きをするかというと、大きく2つの役割があります。1つは、出血したときに血液を凝固させて、傷口を止血させる働きをします。そして、もう1つの働きは、血管の緊張に関係します。それが上手く働かないと、偏頭痛を起こす原因になったりします。

このように、セロトニンは脳内以外にもいろんなところに存在して、私たちのからだに少なからぬ影響を与えているのです。

第四章

セロトニンのメカニズム

＊セロトニンの分泌のしくみ

＊セロトニンが増えたとき、「こころ」はこう反応する

＊セロトニンはリサイクルできる

＊ストレスの正体は

＊脳の働きを抑制する利点

1 セロトニンの分泌のしくみ

神経末端とセロトニン受容体

　セロトニンは先にも書いたとおり、脳の縫線核《ほうせんかく》という部分で作られ、脳全体に運ばれます。眠っているときには放出が少なく、目覚めのときから一定のリズムで放出されつづけます。

　分泌といっても血管の中に放出されることはありません。脳内のセロトニン神経に送りこまれます。一部、血管にも出ていきますが、ほとんどが脳内で消費されます。

　セロトニンが作られるしくみは、77ページの図と同じで、セロトニン神経からのびた軸索《じくさく》に微電流（インパルス）が流れることで、神経末端の中にあるシナプス小胞から放出します。

　こうして作られたセロトニンが、神経終末から放出されると、セロトニン受容体に結合します。結合したセロトニンは次の神経細胞に刺激として伝わり、同じことが次の神経細胞でも起こり、順番に伝達されていきます。セロトニンが少ないと、伝わる刺激も弱まります。

セロトニン受容体が増えるわけ

　インパルスの間隔は一定ですが、神経終末にある自己受容器によって、適度な量に保たれるよう調節されます。つまり、セロトニンが少ないと、もっと作れという指令が出て、インパルスは速くなります。セロトニンが多いと、作る量を減らせという指令が出され、インパルスは遅くなります。

　この調節機能によって、セロトニンは適度な量が作られるよう監視されています。受容体に結合しきれない量が出されているのが正常な状態です。

　しかし、セロトニンが常に欠乏していると、受け手である受容体が刺激が足りないと認識して、もっとセロトニンを受け取れるよう、受容体を増やします。セロトニンが不足すると、受容体のほうが増えるのです。88ページで、うつ病の患者にはセロトニン受容体が多いといった理由がこれです。

うつ病の起こるシステム

セロトニン受容体を増やしても、結合するセロトニンの数は少ないため、刺激は弱いままで、脳の活動が低下していきます。これが、うつ病の起こるシステムです。

セロトニンが不足する理由は、運動をしないことと日光を浴びないことですが、セロトニン不足の状態がつづくと、脳がその状態に合わせ受容体を増やします。しかし、刺激が弱いのですから次のセロトニン細胞でも少ない量のセロトニンしか作れません。これがセロトニン神経が弱っている状態です。受容体の数が少なく、刺激が強く伝わってるとき、セロトニン神経が強い状態といいます。インパルスを速めて、セロトニンをたくさん作られます。

神経終末とセロトニン受容体

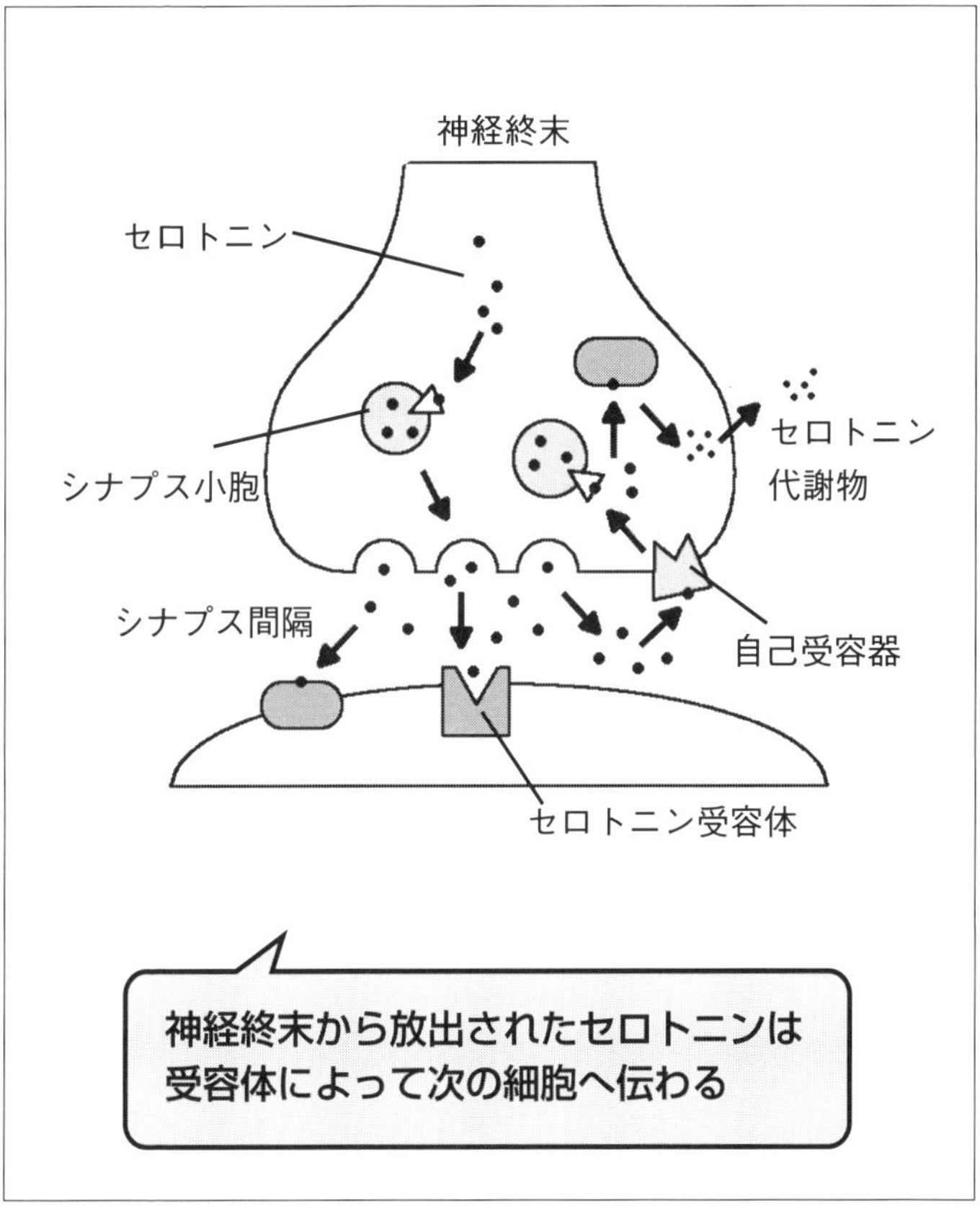

「セロトニン欠乏脳」（ＮＨＫ出版）より作成

2 セロトニンが増えたときの「こころ」の反応

トレーニングを開始して不調になるわけ

先のようなメカニズムで、セロトニンの受容体が増えているとき、セロトニン・トレーニングでセロトニンを増やすと、まず最初は多少調子が悪くなります。

セロトニンの自己受容器が働いて、セロトニンが多く出ているという指令を送ってしまい、作る量を減らしてしまうからです。そのため、がんばってトレーニングしてるのに、かえって調子が悪くなったと感じてしまう結果となるのです。しかし、これは一時的な状態で、そのまま続けていると、刺激は十分にあるからと、多すぎたセロトニン受容体が減ってきます。この受容体が減ることで、細胞間にあるセロトニンの量が増え始めます。

それによって、自己受容器に強い刺激が伝わるのです。自己受容器を刺激し続けると、それが減っていきます。自己受容器が減ったことで、自己抑制が弱まり、より多い量を作れるようになります。

セロトニン神経を強くするメカニズム

がんばってトレーニングを続けて、正常な状態まで戻せたら、さらにセロトニン神経をきたえる段階になります。

セロトニン・トレーニングを続けていくと、さらにセロトニンをたくさん作れるようになります。

セロトニンの刺激が十分にあるので、自己受容器がさらに減っていきます。一方で、セロトニンの刺激が強いため、インパルスは速くなり、よりたくさんのセロトニンを作るよう指令します。

多くのセロトニンが作られ、セロトニン受容体の数が少ない状態を、セロトニン神経が強い状態といいます。

サプリメントは利用しない

自然なトレーニングで増えるセロトニンの量は、多すぎるということはありません。しかし、薬やサプリメントを使うと、多くなりすぎてしまうことがあります。

セロトニンは、トリプトファンという必須アミノ酸を原料として作られます。トリプトファンをサプリメントで摂取すると、セロトニン症候群というトラブルが起こることがあります。セロトニン症候群には、精神神経系の状態の変化、焦燥感（ひどく焦る気持ちがつづくこと）、過剰発汗、悪寒、振戦（手が震えること）、下痢、協調運動障害、発熱などの症状があります。これらのうち3つ以上の症状が出ると、セロトニン過剰症と診断されます。

ですから、食事から自然に原料となるトリプトファンを取り、サプリメントを利用するべきではありません。

オートレセプターの減少とインパルスの増加

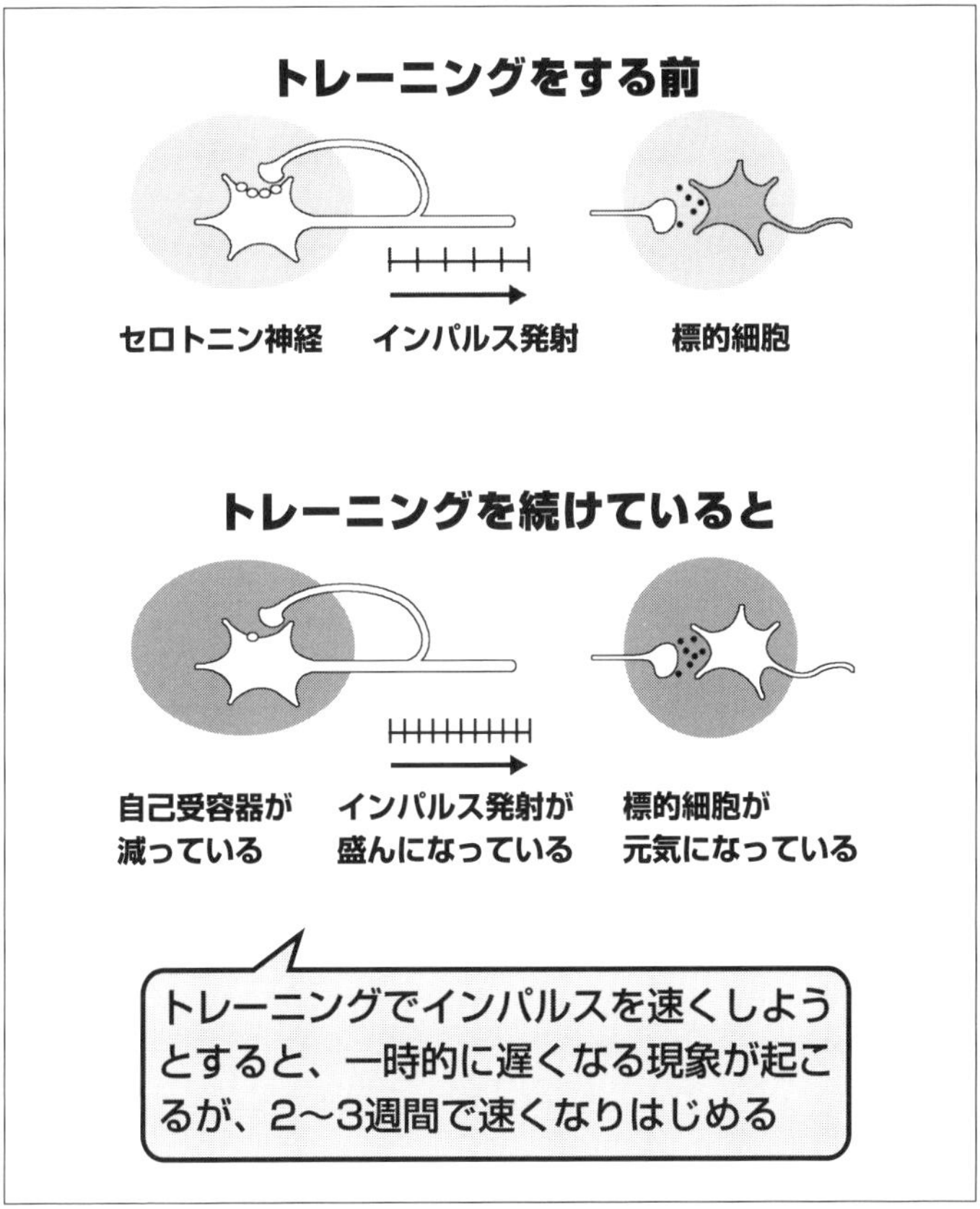
トレーニングをする前
セロトニン神経
インパルス発射
標的細胞
トレーニングを続けていると
自己受容器が
減っている
インパルス発射が
盛んになっている
標的細胞が
元気になっている
トレーニングでインパルスを速くしようとすると、一時的に遅くなる現象が起こるが、2〜3週間で速くなりはじめる

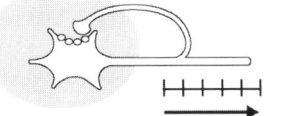

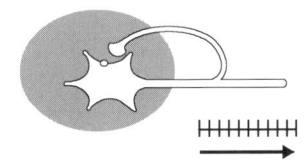

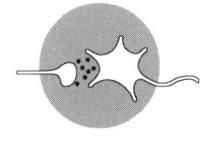

「セロトニン欠乏脳」（ＮＨＫ出版）より作成

3 セロトニンはリサイクルできる

セロトニンのリサイクル・システム

今までに、セロトニンの受容体と自己受容器について書きましたが、セロトニンを受け取る場所は他にもあります。その1つが「再取り込み」という、セロトニンの回収機能です。

再取り込みは、細胞間に余ったセロトニンをシナプスがふたたび吸収し、もとの神経終末にもどします。それによって、セロトニンをふたたび利用することができます。

このリサイクル・システムによって、セロトニンを無駄なく利用することができるのです。セロトニンは約8割が再取り込みされています。

リサイクル・システムが必要なわけ

なぜ、セロトニンのリサイクルが必要なのでしょうか。

セロトニン（ドーパミンやノルアドレナリンも同じですが）は、非常に少ない量しか作られていないのです。神経伝達物質は、どれも微量しか脳内にありません。

もともと少ない量しかないのですから、供給が弱まったとき在庫がなくなってしまわないように、常にシナプス小胞にたくわえられているのです。

そのために、神経伝達物質には再取り込みというシステムが作られているのです。

さらに、ＭＡＯ（モノアミン酸化酵素）という酵素が神経終末にあり、２割ほどのセロトニンを酸化させて使えなくしてしまいます。酸化されたセロトニンは、セロトニン代謝産物として捨てられます。

セロトニンは、受容体、自己受容器、再取り込みポンプ、ＭＡＯの４つが受け取っているのです。

リサイクル・システムを阻害するもの

この大切なリサイクル・システムを邪魔する物質があります。糖質コルチコイドというストレス物質です。この物質が増えると、再取り込みポンプの入り口をふさぎ、再取り込みできないようにしてしまいます。機能しない再取り込みポンプは、そのままの状態がつづくと消滅してしまい、慢性的なセロトニン不足が起こるのです。

約8割ものセロトニンを再取り込みに頼っているのですから、それができなくなると、ひどいセロトニン不足が起こり、うつ病の原因になります。

糖質コルチコイドはストレスによって作られます。ストレスを我慢していると、ストレス物質が本人の知らない間に蓄積してしまい、不調の原因となってしまうのです。

ですから、ストレスを我慢するというのは、とてもよくないことなのです。我慢強い人ほど、うつ病になりやすいといわれるのは、こういった理由からです。

再吸収ポンプとＭＡＯ

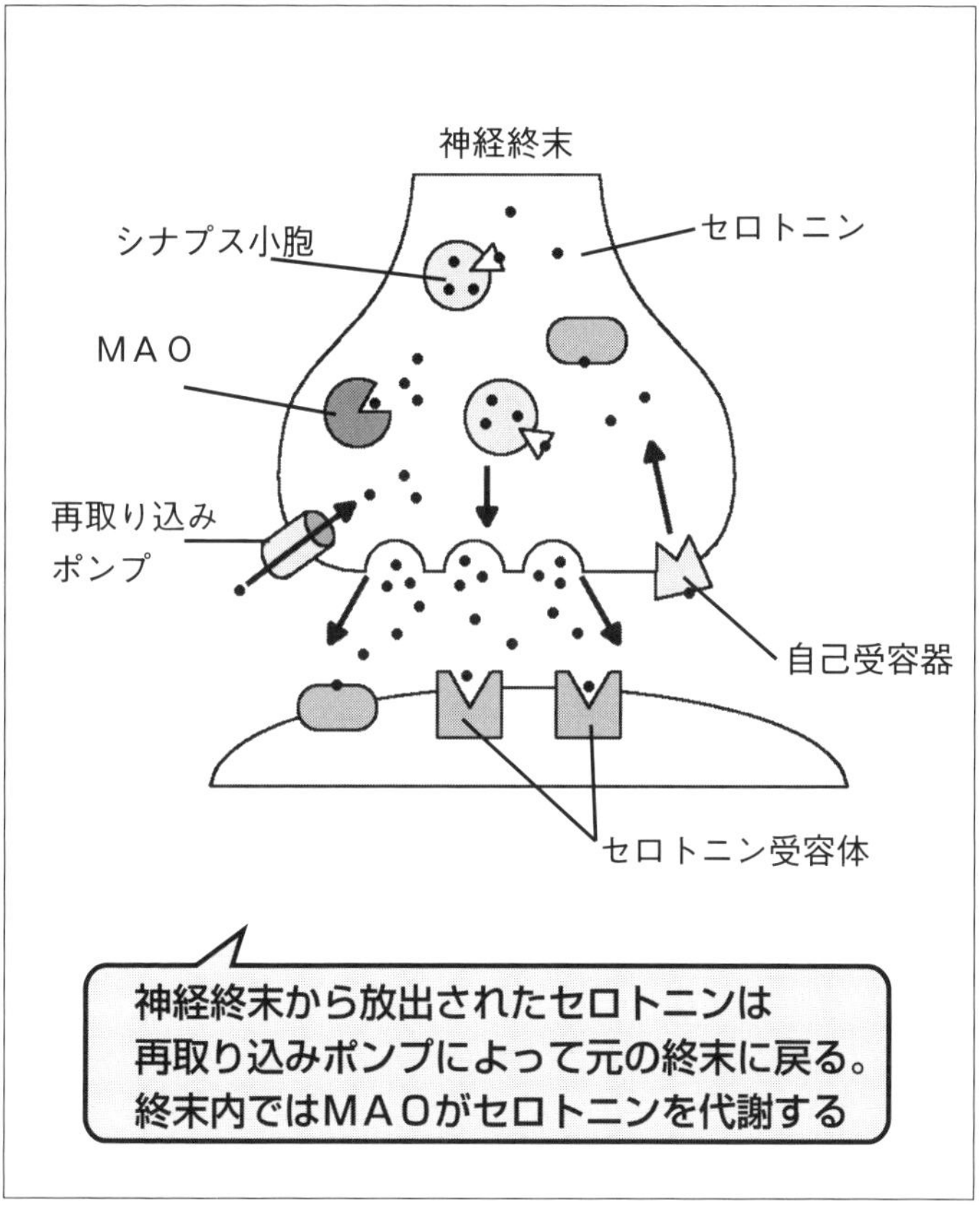

「セロトニン欠乏脳」（ＮＨＫ出版）より作成

4 ストレスの正体は

ストレス物質と睡眠の関係

セロトニンの安定供給のペースが乱れるのは、なにが原因でしょうか。

110ページで書いたとおり、糖質コルチコイドが増加して、リサイクル・システムをくずしてしまうからです。

では、糖質コルチコイドが増える原因はなんでしょう。既に書いたとおり、ストレスが原因です。

ストレスがかかると、人間の精神活動は低下し眠たくなります。ストレス物質が、ストレスから解放されると睡眠物質に変化するからです。しかし逆に、強いストレスがかかっているのに眠れないという人もいます。それはストレスから解放されていないので、ストレス物質が睡眠物質に変化していないからなのです。そういう人は、常にストレスを受けている状態といえます。

ストレスとは何か

ストレスといままで書いてきましたが、ストレスとはなんでしょうか。

頭を使ったり運動で疲れることもストレスの1つです。ストレスというと、マイナスなイメージが強いですが、実は適度なストレスは生命活動に必要なのです。しかし、ストレスが強くなりすぎると問題を起こします。

肉体的な疲労からくるストレスは、労働や運動から解放されると、ストレス物質がすぐ分解されます。しかし、精神的な疲労でたまるストレスは、その心理状態が変わらないといつまでもひきずってしまうのです。ですから、主に問題とされるのが精神的ストレスです。心配ごとや何かを気に病んでいる状態は、なかなかすぐにはなくなりません。解決には時間が必要な場合が多いため、ストレスがずっと続き、ストレス物質が分解できずに残ってしまいます。

そうなると、110ページで書いたように、セロトニン不足が起こってしまいます。

ストレスをためないために

精神的なストレスを少なくしたり、解放されるためにはどうしたらよいでしょうか。

ストレス発散には、号泣することが効果的です。女性がワーッと泣くのは、実は精神にとてもよいことなのです。意味なく泣くことはむずかしいので、泣ける映画を観たり、本を読んだりして、ときには思い切り泣くことも健康法の1つになります。

また、ストレス状態から解放されるためには、心配ごとや気に病むことをいったんやめて、リラックスして本を読んだりお風呂にゆっくり入ったり、自分の趣味に没頭するとよいでしょう。

こういったリラックスタイムは、就寝前に行うと寝つきが良くなります。

ストレスのかかりかた、頭と体

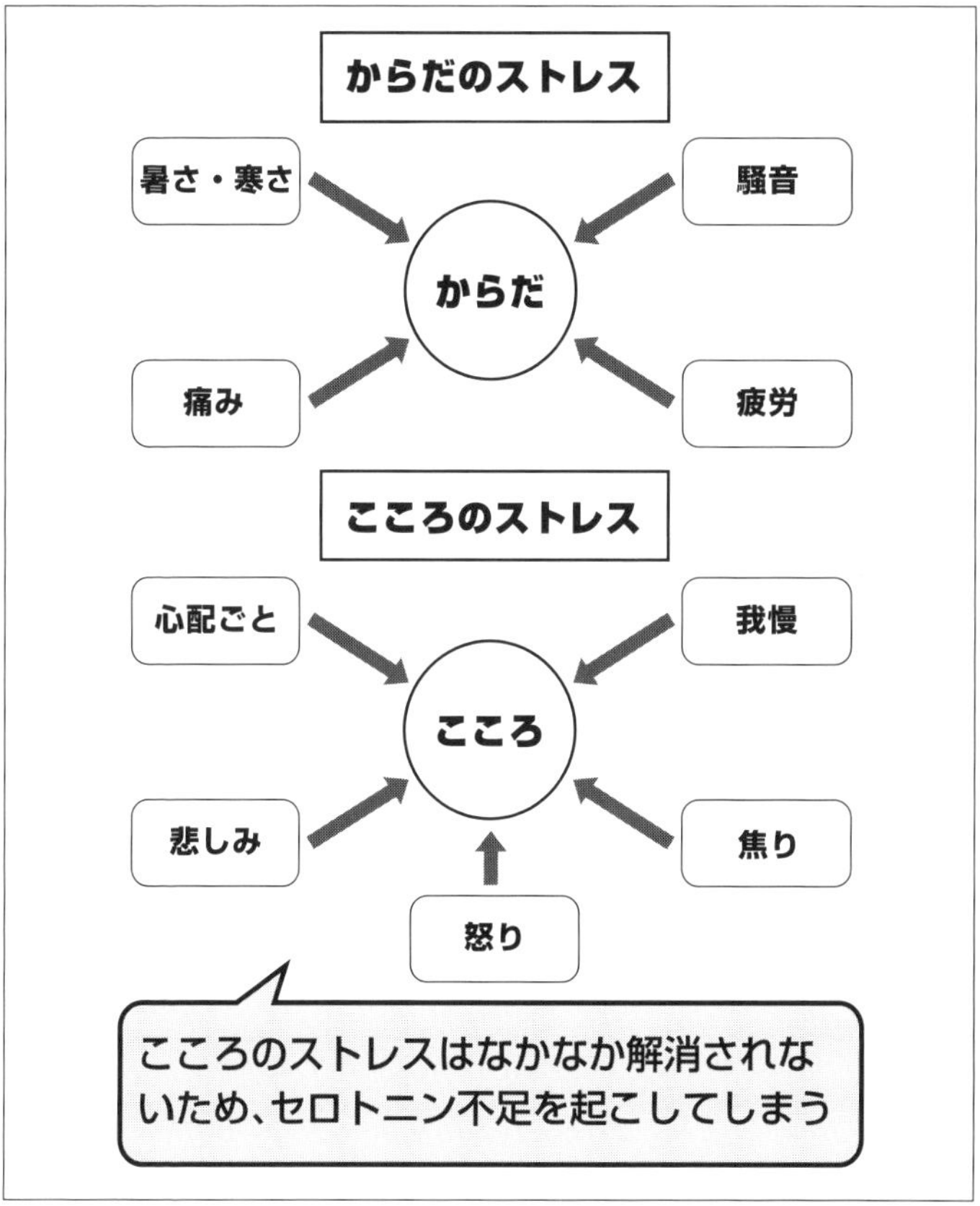

5 脳の働きを抑制する利点

脳の働きを抑制？

セロトニン神経を強くすると、脳のある部分の働きを抑制することができます。それは、大脳皮質《だいのうひしつ》という場所です。

大脳皮質は、脳の中で言語や知能をつかさどる部分です。「これを抑制してしまって大丈夫」と思うかもしれません。この脳は、私たちが子供のころから教えられたこと、覚えたことをためてある部分です。仕事をしたり勉強をするのに、とても大切な部分でもあります。

しかし、言語や概念がいっぱいにつまった大脳皮質は、心配ごとや気に病むことをかかえている脳でもあるのです。

脳の構造図

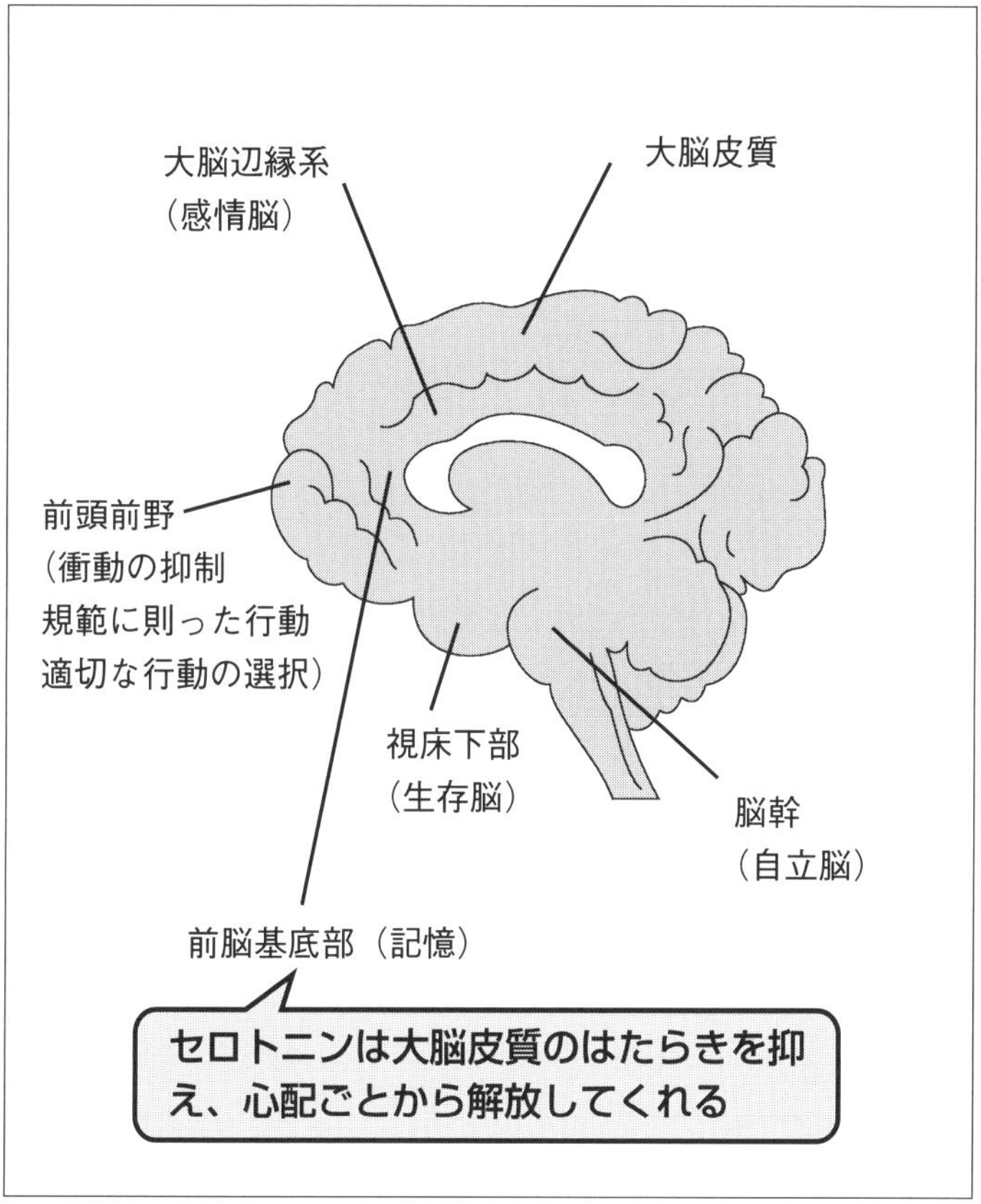

参考資料「セロトニン欠乏脳」（ＮＨＫ出版）

人間の脳は、真ん中や下にあるほど原始的な脳で、外側や上にあるほど新しい脳です。原始的な脳は、動物の脳と同じような働きをします。生命を維持するための脳です。新しい脳が人間特有の言語、概念、理性などの働きを持っています。

悩みのつまった大脳皮質の働きを抑制すると、その間だけ悩みから解放されます。これはセロトニンがクールな覚醒をもたらし、かつリラックスした状態を作ることと関係します。

心配ごとを忘れる

心配ごとを忘れるといっても、何もかも忘れて眠っているわけではなく、しっかりと覚醒しています。起きているときは、人間はいろいろなことをたえず考えています。

しかし、なにかに集中していると、他のことを考えなくなります。セロトニンが集中力を強めることで、雑念を消し、心配ごとから頭を解放する効果をあらわすのです。

また、リラックスしているときでも、ボーッとなにも考えずにいることができます。

なぜそんなことができるかというと、脳の中の前脳基底部《ぜんのうきていぶ》という場所がポイントになります。事故などで前脳基底部の神経が壊れたとき、その人は知能的な障害はまったく起こらず、生命活動も正常に行えます。長い文章を覚えることもできます。

しかし、別のことをさせてから覚えた文章を復唱させると、まったく思い出せません。前脳基底部の損傷によって健忘が起こっているのです。前のことを思い出せなくなります。

この前脳基底部にもセロトニン神経が通っていて、セロトニンでその働きを抑制することができます。そのため、一時的に過去を思い出さない状態にすることができるのです。さらに大脳皮質の働きを抑制します。もちろん、いつでももとの状態に戻すことができます。

一時的にでも心配ごとから解放されることが、実は大変に重要なことが、ストレス物質の分解との関係でわかります。

column ❹

ストレスに負けない自分を作る

「ストレス」というのは、万病のもとです。ストレスがこころとからだの不調に深く関わっていることはよく分かっています。余計なストレスさえ溜め込まなければ、私たちはおそらく今より健康に過ごせることでしょう。

あなたは自分なりのストレス解消法をもっていますか。疲れたとき、イライラしたときに、気分転換をはかり気分をリフレッシュする方法を持っておくと大変役立ちます。

それは、最近ブームになっているアロマテラピーなどでもよいし、買い物に出てもよいし、思いっきりからだを動かしてスポーツしても良いでしょう。映画を見て存分に涙を流すというのも意外にすっきりするものですし、お笑い番組で大笑いするのも良い刺激になります。

本書で紹介しているセロトニン活性法にとらわれず、いろんな事に挑戦して、元気なこころとからだを維持できたら理想的ですね。

第五章

朝5分で簡単にできるセロトニンを増やす法【基本編】

＊楽しくできるリズム運動を活用する

＊布団の中でできる運動

＊朝は日光をたっぷり浴びる

＊アイウエオと発声しよう

＊ニッコリ笑えば、こころもはずむ

＊腰を使ってゴルフスウィング

＊朝食をしっかりとって、エネルギーも取る

＊通勤中は歩調に意識を集中

＊いつでもどこでもできる腹筋呼吸

＊ガムを噛むのも効果あり

1 楽しくできるリズム運動を活用する

歩行・咀嚼・呼吸もリズム運動

いよいよ具体的なセロトニン・トレーニングの方法を説明していきましょう。
まず、「セロトニンを増やす」とは、セロトニンを合成し、それを情報伝達に利用するセロトニン神経をきたえることを言います。それには各種のリズム運動をするのがもっとも効果的なのです。

筋肉の収縮と弛緩を周期的にくりかえすリズム運動として、だれでも無意識に行っているものに、歩行・咀嚼《そしゃく》・呼吸などがあります。これらはどれも、ごく基本的な生命活動です。

これらの生命活動によって、セロトニンが作られるのが興味深い点です。

ラットを使ったセロトニン放出量の実験

セロトニン神経は、リズム運動によって興奮します。125ページの図を見てください。

これは、ラットを使った歩行運動とセロトニン神経の活動との関係を計った実験結果を示したものです。

ラットをトレッドミルという機械の上で歩行運動させた時、脳内のセロトニン神経の活動がどのように変化するかを調べました。

たて線が、セロトニンのインパルス発射を表しています。安静時に比べてラットが歩行をはじめた途端（ｏｎの時）にたて線の間隔が狭く、密になっていることが見て取れます。また、歩行を停止すると（ｏｆｆの時）、線の間隔は広くなっています。

つまり、歩行というリズム運動によって、ラットの脳内ではセロトニン神経が刺激を受け、セロトニンをたくさん放出したということです。これと同じことが、私たち人間の脳についても言えるのです。

セロトニン神経はきたえられる

たとえば、こんなことを感じたことはありませんか。子どもの頃、夏休みになると、毎朝学校や地域の広場でラジオ体操が行われたものです。夏休みはつい生活が夜型になりがちです。夜遅くまでテレビを見てしまったりして、朝はなかなか目が覚めません。

ところが、眠い目をこすりながらテクテクと学校まで歩き、ラジオ体操をします。すると、不思議なことに、頭がスッキリしてきて、帰る頃には元気いっぱいで、1日中クタクタになるまで友達と外を走り回った、というような記憶があるでしょう。

学校までの歩行やラジオ体操は、リズム運動だったのです。おそらく子どもの頃のあなたは、知らず知らずのうちに、こういったリズム運動をすることで、セロトニン神経を刺激し、快適な朝を迎え、1日中遊び回ることができていたのです。

セロトニン・トレーニングは意外に簡単なのです。

ラットの歩行とセロトニンの放出量

ラットに歩行運動をさせる機械をつかい、
セロトニンの放出量を調べた。

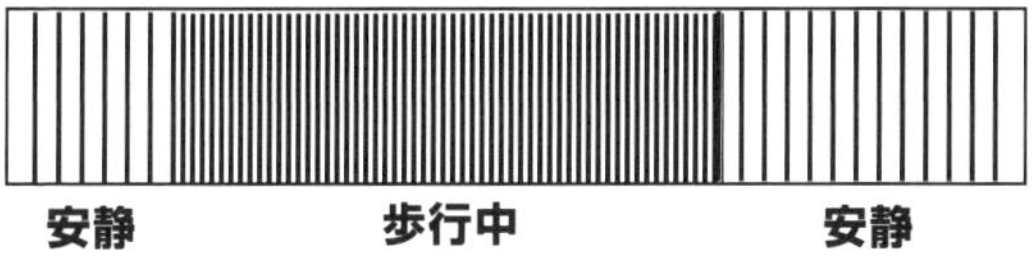

たて線が密なほどセロトニンの放出量が多い

歩行というリズム運動をしたとき、セロトニンの放出量が多くなることがわかる

ただ歩くだけでも、セロトニン神経を活性化させることができる

2 布団の中でできる運動

布団の中でひと工夫

朝目が覚めたら、布団の中でちょっとリズム運動をしてみましょう。呼吸の時にリズム運動に使うのは、「腹筋」です。腹筋を使った呼吸法については、少し特殊なので154ページに詳しく説明してあります。

① まず、あお向けになって体の力を抜きます。
② ゆっくり肺の中の空気を全部吐き出します。下腹部の上に手の平を乗せて、お腹がへこむのが確認できれば、きちんと腹筋を使って呼吸できている証拠です。難しいようなら、「ハーッ」と声を出しながら息を吐くと

やりやすいでしょう。（129ページの図1参照）

③すべてを吐ききったら、腹筋を緩めます。新鮮な空気が一気に肺にいっぱいに入ってくるはずです。下腹部に乗せた手の平が押し返されるようなイメージで大きく吸ってください。（129ページの図2参照）

④この腹筋を使った深呼吸を4～5回くらいくり返します。

⑤次に、両足をつま先までまっすぐに伸ばします。急に伸ばすとこむら返りになったり、筋を痛めたりしますから、ゆっくり痛くない程度にしてください。③の呼吸とあわせてやると効果的ですが、慣れるまでは負担が大きいと思いますので、無理せずに。通常の呼吸でもかまいません。（129ページの図3参照）

⑥足首が伸びきったら、今度はゆっくり脛《すね》の方に曲げましょう。同じく、③の呼吸とあわせると効果的です。（129ページの図4参照）

⑦この足首の曲げ伸ばしを、数回くり返します。

これが、布団の中でできる基本的なリズム運動です。ここまでを5分くらいかけてゆっくり行ってください。これだけのわずかなリズム運動でも、普段より頭がスッキリしてきたことと思います。朝一番に新鮮な空気を吸うだけでも、気分はリフレッシュするでしょう。

もし、まだまだ余裕があるというなら、それぞれの回数を増やしてもよいし、左右の脚を交互に付け根から持ち上げる運動（左ページの図5参照）などを加えてもよいでしょう。自分なりの工夫を加えながら試してみてください。決して無理をしないのが最大のコツです。朝の運動は激しいものは適しません。朝から疲れてしまっては意味がないからです。

しかし、ウォーミングアップ程度といっても、普段運動をしていないと、結構きつく感じられたりするものです。

とりわけ目覚めたすぐのからだは体温が上がりきっていませんから、いきなりの激しい運動は禁物です。5分ほどかけてゆっくり体が温まってきて、じんわり汗をかく程度なら問題ありませんが、急に飛び起きて腹筋するとか、腕立て伏せをするなどはもっての外と心得てください。

朝、調子が良くなってきてからだが軽く感じられてくると、ついつい調子に乗ってもっと頑張りたくなってしまいます。けれど、そこはちょっと控えめに。食事に腹八分目が良いのと同様、朝の運動も八分目を心がけましょう。

布団の中でのリズム運動

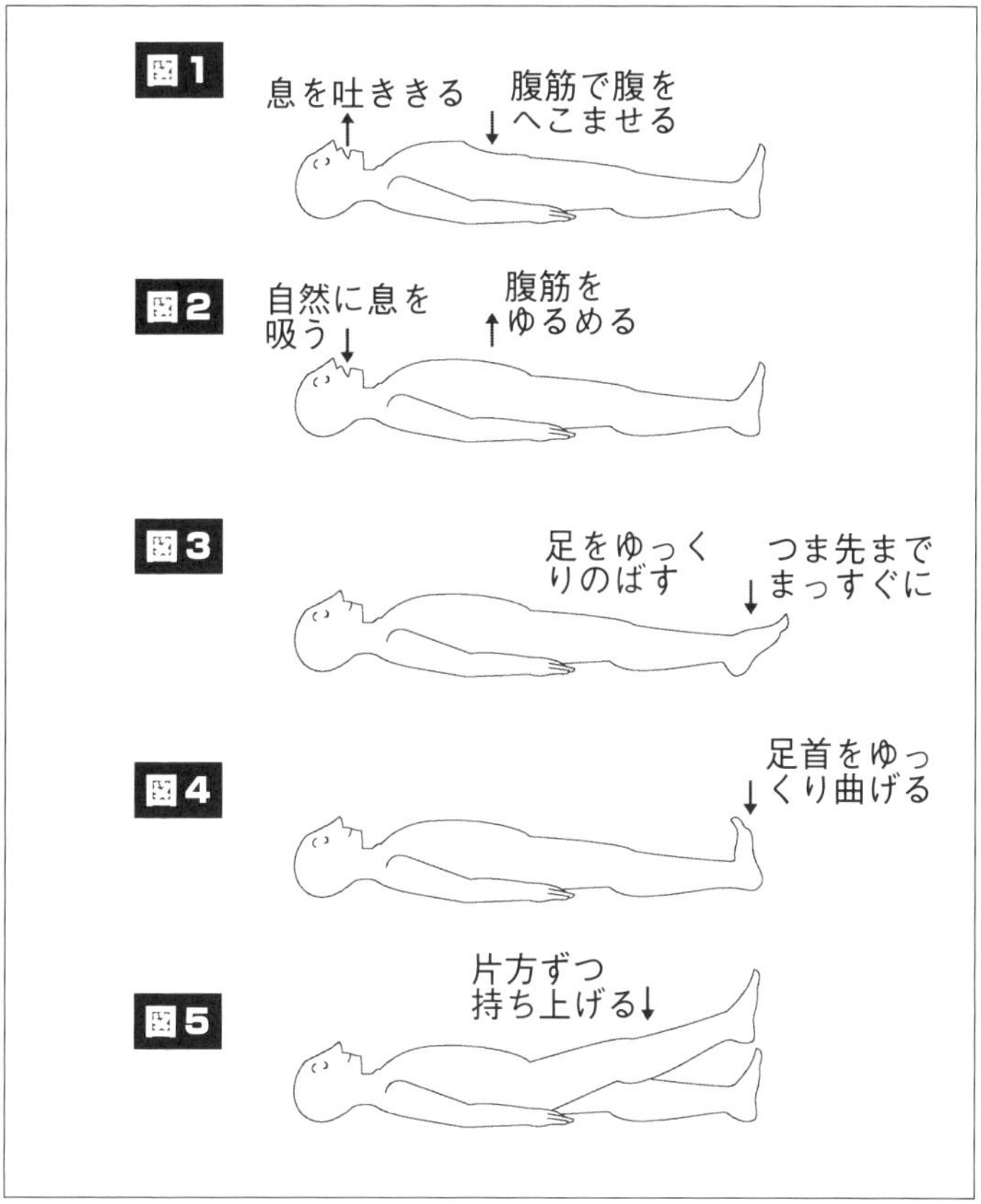
図1
息を吐ききる
腹筋で腹をへこませる
図2
自然に息を吸う
腹筋をゆるめる
図3
足をゆっくりのばす
つま先までまっすぐに
図4
足首をゆっくり曲げる
図5
片方ずつ持ち上げる

3 朝は日光をたっぷり浴びる

太陽の光は不可欠

セロトニン神経を刺激するために、リズム運動とともに欠かせないのが「太陽の光」です。

太陽の光が光信号となって網膜に入り、直接セロトニン神経を刺激します。（だからといって、肉眼で直接、太陽を見つめるようなことは絶対にしないでください。かえって、網膜を痛めることになります）

朝起きたら、まずカーテンを開けて、朝陽を部屋に取り込みましょう。通勤時に電車を利用している人であれば、日のあたる場所に座るとよいでしょう。セロトニンは朝に作られますから、朝の太陽光がもっとも効果的なのです。

太陽光とうつの関係

セロトニンと太陽の光の関係を考えるうえで、興味深い話があります。

皆さんは、「冬季うつ病」という病気をご存知でしょうか。「冬季うつ病」とは、その名前の示す通り、冬場にうつ症状が出るもので、春が来ると回復します。季節の移り変わりとともに改善され、症状も軽いため、それと気付かない人も多いのです。

冬季うつ病になると、次のような症状がおもに見られます。

・気持ちが落ち込んで、やる気がなくなる
・睡眠時間が長くなり、眠くてたまらない
・食欲が出る
・体重の増加が著しい

これは、冬に日照時間が短くなるため起こる症状で、10人に1人ほどがこの症状を持っていると言われています。

この冬季うつ病の治療には、「高照度光療法」が使われます。

「高照度光療法」とは、2200～3500ルクス（太陽光と同じ明るさ）の強い蛍光灯の光を、1日15分～2時間ほど浴びる治療法です。これによってホルモンの分泌や体温のリズムを整えていくことができます。セロトニン神経も刺激され、脳内のセロトニン濃度も上昇します。

太陽光を必要とするのは、光合成をする植物だけではありません。日頃から昼夜が逆転した生活を送っている人、また、日中もカーテンを閉めて薄暗い中で過ごすことが多いという人も、日光不足にならないよう、くれぐれもご用心ください。

くもりや雨の日が続くと、何となく心も重く感じるのは、まさにこの日光不足が原因なのです。

雨の日でなければ、窓から顔を出し、太陽の光を浴びるのも有効な方法です。また、日光は直接光でなくても良いので、まずは雨戸やカーテンを開けて、室内に日光を入れることも効果があります。特に冬は日光不足になりやすいので、心がけて日光を浴びるようにしましょう。

日光とセロトニンの関係

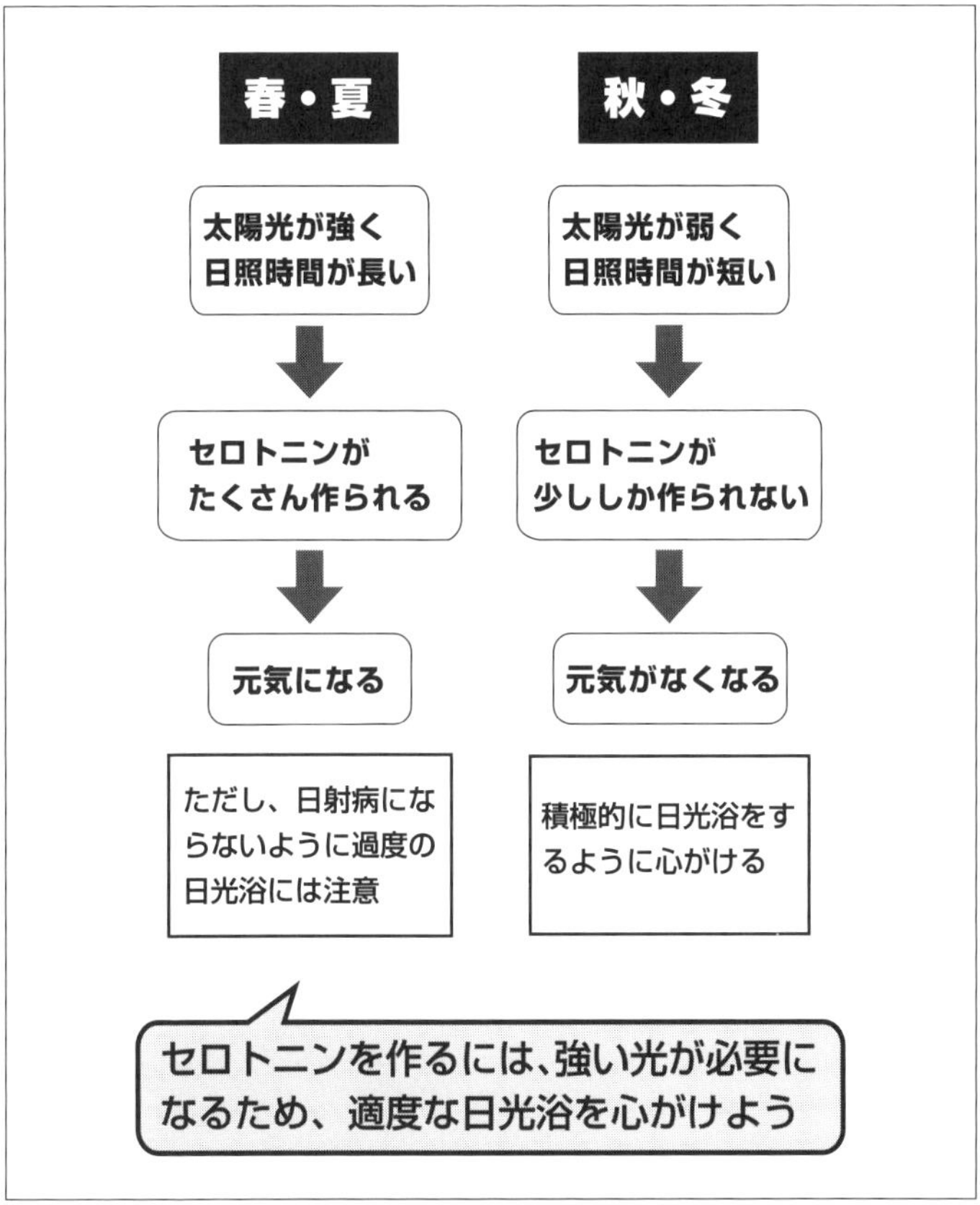
春・夏
太陽光が強く
日照時間が長い
セロトニンが
たくさん作られる
元気になる
ただし、日射病にならないように過度の日光浴には注意
秋・冬
太陽光が弱く
日照時間が短い
セロトニンが
少ししか作られない
元気がなくなる
積極的に日光浴をするように心がける
セロトニンを作るには、強い光が必要になるため、適度な日光浴を心がけよう

4 アイウエオと発声しよう

「意味のない言葉」がコツ

「アイウエオ、アイウエオ、アイウエオ……」と、くり返し発音することも、リズム運動のひとつです。

ただし、発音する時には腹筋呼吸（詳しい方法は154ページを参照）を意識しながら行うようにしてください。

呼吸は、このトレーニングでもっとも重要なポイントとなります。また、ゆっくりと、口の形をしっかり作るようにすることも効果を高めるポイントとなります。

アイウエオは母音なので、他の音よりも腹筋を使うため効果的です。

①　立っていても、座っていてもかまいません。背筋を伸ばして、余分なからだの力を抜きましょう。
②　腹筋呼吸とともに「アイウエオ、アイウエオ、アイウエオ……」と声を出します。呼気がなくなるまで言い続けてください。
③　息を吐ききったら、「スッ」と一気に空気を吸い込みます。
④　この②と③のくり返しを5分間続けます。

ここでは一例として「アイウエオ」を紹介しましたが、他の言葉でもかまいません。自分の名前でも良いし、好きな詩の一文でも良いのです。

ポイントは、スラスラと言える言葉であること。考えながらしゃべるのではなく、すでに頭にインプットされていて、意識しなくても口をついて出てくるような言葉が最適です。

アイデアの1つとして、早口言葉というのも楽しいかもしれません。あなたは「生麦、生米、生卵」や「蛙ピョコピョコ、3ピョコピョコ、合わせてピョコピョコ、6ピョコピョコ」なんていう言葉を、一息吐くうちに何回くらい言えるでしょうか。

認知症にも効く音読法

最近、認知症の予防に有効だとして注目を集めている「音読法」も、セロトニン・トレーニングには大変有効です。

有名な古典の文章や和歌は、リズム感にすぐれている上に、意味上の強弱や感情に訴える文学性などにも富んでいるので、特に望ましいといえるでしょう。ただし、その分、「アイウエオ」と単に発声するよりも複雑で高度なトレーニングになります。

音読法を試してみたいという方のために、有名な古典のテキストを用意しました。何度かくり返して練習し、最終的にはそらで言えるようになると良いのではないでしょうか。

左の文章は清少納言が記した『枕草子』からの引用文です。もしかしたら、中学の国語の時間に暗記させられた記憶のある方もおられるのではありませんか。「意味も分からず苦労して覚えたなあ」なんて、懐かしく当時を思い出しながら読んでみてください。

『枕草子』　第一段　春はあけぼの

春は、あけぼの。やうやう《ようよう》白くなりゆく山ぎは《わ》、少し明りて、紫だちたる雲の、細くたなびきたる。

夏は、夜。月の頃は、さらなり。闇もなほ《お》。蛍の多く飛び違ひ《い》たる、また、ただ一つ二つなど、ほのかにうち光りて行くも、をかし《おかし》。雨など降るも、をか《おか》し。

秋は、夕暮。夕日のさして、山の端《は》いと近う《ちこう》なりたるに、烏《からす》の、寝どころへ行くとて、三つ四つ、二つ三つなど、飛び急ぐさへ《え》、あはれ《わ》なり。まいて、雁などの列ねたるが、いと小さく見ゆるは、いとをか《お》し。日入り果てて、風の音《ね》、虫の音《ね》など、はたいふ《う》べきにあらず。

冬は、つとめて。雪の降りたるは、いふ《う》べきにもあらず。霜のいと白きも。また、さらでもいと寒きに、火など急ぎ熾《おこ》して、炭もて渡るも、いとつきづきし。昼になりて、温《ぬる》く緩《ゆる》びもていけば、火桶《ひおけ》の火も、白き灰がちになりて、わろし。

5 ニッコリ笑えば、こころもはずむ

大きな声で腹から笑う

笑いに関することわざには、「笑う門には福来る」や「笑いは百薬の長」などがありますが、大きな口を開けて、「アッハッハ」と笑う時、必ず腹筋呼吸が行われています。

たとえば、テレビでお笑い番組を見て笑いが止まらなかったというような経験はありませんか。あなたは、お腹を抱えて身をよじり、「ワッハッハ」と声を出して笑っています。そのうち腹筋が疲れて痛くなってきて、わき腹も痛くなったことでしょう。

これが、笑うときに腹筋呼吸をしている証拠です。この腹筋呼吸のリズム運

動がセロトニン神経を刺激します。

鏡の前でニッコリ笑う

朝、鏡の前に立った時、自分に笑いかけてみましょう。１人で鏡に向かって笑っているというのも、はたから見れば奇妙な光景かもしれませんが、自宅でなら許容範囲でしょう。

笑顔を作る、というのもリズム運動の１つなのです。口の口角をグーッと持ち上げ、もとに戻す。またグーッと持ち上げ、また戻す。とても簡単な運動ですが、効果はあります。

余談ですが、ちょっと気分が落ちこんでいるような時にも、わざと笑顔になってみることをおすすめします。たとえ作り笑いであっても、何となく気分が明るくなり、自然に笑えるようになるからです。

人のこころは、かたちに影響されます。いつも暗い顔をしていると気分も暗くなってしまいます。逆に笑顔でいれば、心も晴れてくるものです。

号泣の意外な効果

「笑うこと」についてお話ししたついでに、「泣くこと」についても少しお話ししましょう。セロトニン・トレーニングからは話題が少しそれますが、「泣くこと」は「笑うこと」と同じくらい（もしくは、笑うこと以上に）大きな作用を、私たちの心に与えます。

あなたは最近、いつ泣きましたか。「しくしく」と感情を抑えた泣き方ではなく、大きな声をあげて「おいおい」と号泣したのは、いつのことか思い出せますか。

私たちは、子どもから大人になるにつれて、段々と泣くことをしなくなります。親や教師などから「いつまでもメソメソするんじゃない」と言われたり、「男のクセに涙なんて、恥ずかしい」と、マイナスイメージを植えつけられることで、次第に泣くことを理性で抑えるようになるのです。

しかしながら、泣く（号泣する）ことはストレスを解消する上で、非常に有効な方法なのです。

私たちが泣くときの状況を見てみると、まず、第一段階として悲しみや苦しみ、感動などのストレスが積み重なっていきます。

ストレスのときに働くのは、交感神経です。交感神経というのは「やるぞ！」という側の神経で、これが優位に働くと、心臓がドキドキしたり、呼吸が荒くなったりします。

次に、ストレスによる緊張が高まってギリギリまで来たときに、それまで優位だった交感神経から、副交感神経へと一気にシフトされます。こうして副交感神経が刺激を受けることで始めて、涙が分泌されるのです。

つまり、交感神経から副交感神経へのシフトによって、脳の中がリセットされ、ストレス解消につながるのです。

一般に、笑いは「アハハ」と笑えば終わりですが、泣きは簡単には起こせません。そういう点から考えても、「大声で笑うこと」よりも「号泣すること」の方が、ストレス解消の度合いは大きいと言えます。

「一人前の男が大声で泣くなんて、カッコ悪い」と思われるでしょうが、泣くことは決して悪いことではありません。たまには、泣けるドラマや映画をレンタルしてきて、家で1人、思いっきり泣いてみてはいかがでしょうか。

6 腰を使ってゴルフスウィング

体幹を使った運動が効果的

駅のホームで、傘を使ってゴルフスウィングの練習をしているサラリーマンを見かけますが、この動作もあながちセロトニンと無関係ではありません。

こんなことを言うと驚かれる方もいらっしゃると思いますが、足を開いて体重を中心におき、腰をひねるという運動を、くり返しくり返し行っているのですから、これも立派なリズム運動です。

特に、このゴルフスウィング運動の優れた点は、「腰をひねる」という点です。腰は体幹《たいかん》（体幹とは身体の中心部分、「腹筋、背筋、股関節から広背筋《こうはいきん》上部」を指します）の一部です。大きな筋肉をバランス良く、ゆったりと動かせば、その分効果的にセロトニン神経に刺激を与えることができます。

つまり、体幹をつかった運動は、セロトニン神経への働きかけが強いのです。

こんな運動も体幹を使う

体幹を使った運動といえば、バッティングの素振りも同じです。バッティングセンターに行って、思い切り腰をひねってボールを打っていると、何とも言えない爽快な気分になります。リズム運動ですから、セロトニン神経が活性化されるのです。

ちょっと懐かしいところで、フラフープなんていうのもよいでしょう。

また、ラジオ体操には、体幹を使った運動がたくさん組み込まれていて、とても効果的です。全部でなくても、いくつかの動きをやってみるのも１つの方法です。

両手を肩の高さにまっすぐ横に伸ばし、両足を肩幅に開いて、腰をひねる動作をするだけでも結構です。楽しく続けられるものなら、何でもよいのです。

朝食前の5分間でOK

朝、食事の前に太陽の光を浴びながら、自宅の庭やベランダに出て、5分間ほどゴルフやバッティングの素振りをするのも、セロトニン・トレーニングの1つです。朝、食事を食べる前に、軽くからだをほぐす感じで行うとよいでしょう。

これらは、太陽の光刺激と運動の相乗効果で、セロトニン神経が効果的に活性化するので、おすすめの方法です。

食事後だと運動がしにくいし、お腹がいっぱいの状態でからだをひねるのはあまりよくありません。食後は激しい運動はしないほうがいいのです。ですから、朝食前の時間が最適です。

また、運動の前には、軽くストレッチをしましょう。いきなり始めると筋を痛めることがあります。

また、駅のホームなどの混雑した場所で、傘を振り回すのは危険ですから、ご遠慮願いたいと思います。

体幹を使った運動

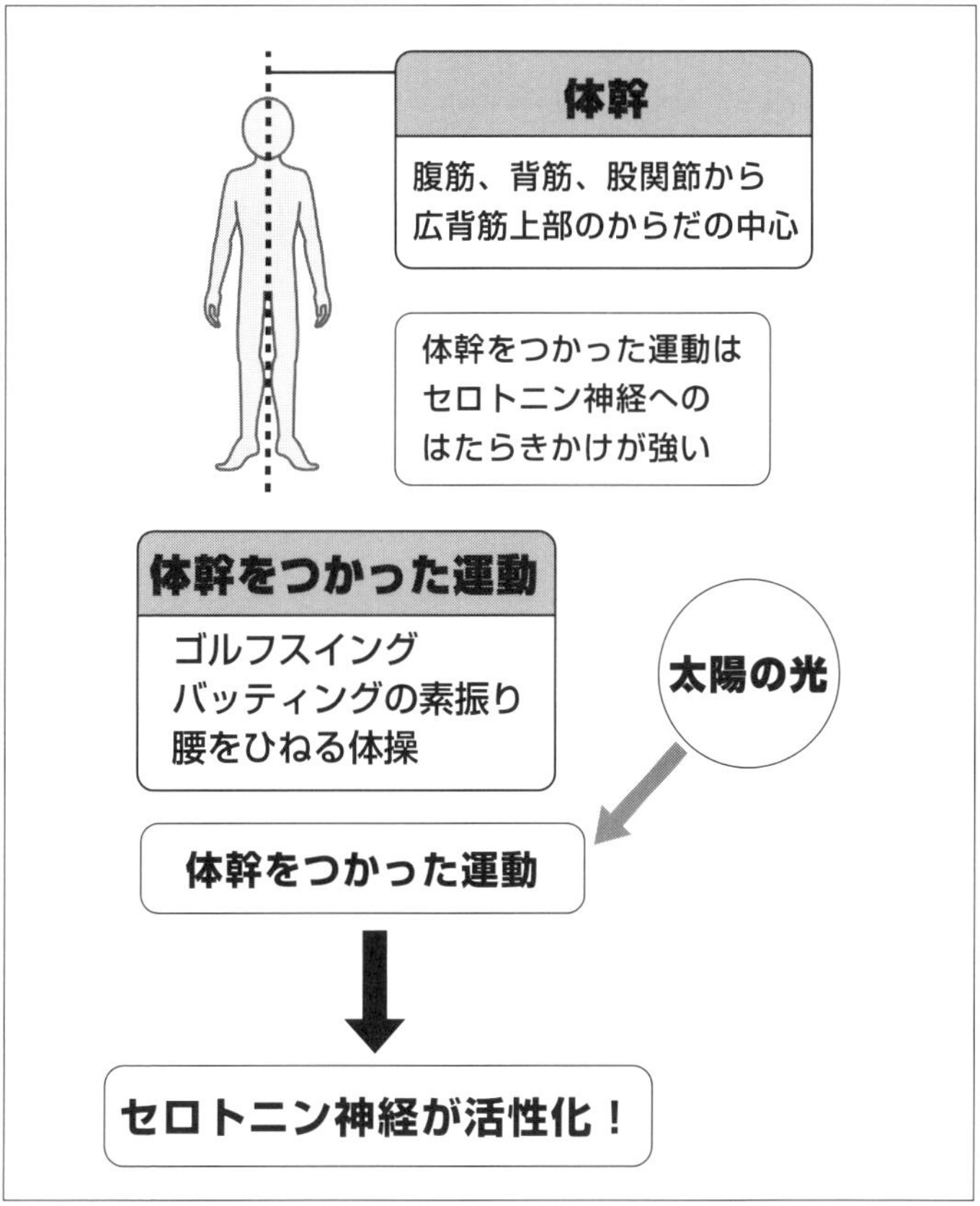
体幹
腹筋、背筋、股関節から
広背筋上部のからだの中心
体幹をつかった運動は
セロトニン神経への
はたらきかけが強い
体幹をつかった運動
ゴルフスイング
バッティングの素振り
腰をひねる体操
太陽の光
体幹をつかった運動
セロトニン神経が活性化！

7 朝食をしっかりとって、エネルギーも取る

脳は大飯ぐらい

脳というのは、たいへん大飯ぐらいの器官です。

脳の重さは、全体重の2・2パーセントにすぎません。けれども、そのエネルギー消費量は、からだ全体の20パーセント以上にもなります。これは、全筋肉の消費エネルギーとほぼ同じです。

脳はなぜ、これほど多くのエネルギーを必要とするのでしょうか。

それは思考したり、自律機能への命令を出したり、全身のコントロールをするという、その仕事量の多さに比例しているのです。

食事を抜いていると、頭が働かないような気がするのは、このためです。

脳のエネルギー源はブドウ糖

からだは、タンパク質・脂質・糖類という、いわゆる三大栄養素のうちのどれもエネルギー源として利用できます。ところが、不思議なことに、脳のエネルギー源となるのは、ブドウ糖（グルコースともいわれます）だけです。

また、脂肪であれば余分なものを、皮下や臓器に蓄えておくことができますが、脳にはブドウ糖を予備に蓄えておくというようなこともできません。非常に重要な器官であるのに、エネルギーをその都度使いきりというのも不思議な話です。

脳に唯一のエネルギー源であるブドウ糖を供給しようと思うならば、糖類を食べることです。ブドウ糖・果糖・砂糖・ハチミツ・デンプンなどが代表的な糖類です。果糖は果物に多く含まれており、デンプンは穀類やイモ類にたくさん含まれています。

朝食を摂るときは、果物を意識して食べるとか、コーヒーに砂糖を入れるなどして工夫すると良いでしょう。

「朝食は必ず食べる」が基本

「朝は苦手だから」と言って朝食抜きで過ごす人がいますが、それは脳にとってとても過酷な状況といわざるを得ません。

成人男性の脳では、1時間に約5グラムのブドウ糖を消費します。全身の血中にある量が5グラム程度なので、あとは肝臓にあるグリコーゲンという物質をブドウ糖に変えて使うしかありません。肝臓にあるグリコーゲンは60グラムくらいなので、計算すると12時間分しかないことになります。

つまり、前日の午後8時に食べた夕食の分のブドウ糖は、12時間後の翌朝8時には、すでにすべて消費されてしまっているというわけです。

脳のエネルギーが空っぽのままで活動しようとしても、力が出ないのはあたり前の話です。朝食を抜きで過ごすのは、燃料のない車のエンジンをかけようとするようなものです。

朝に脳を活性化させて、有意義に1日を過ごそうと思うならば、朝食を食べることは絶対不可欠な条件です。

あごを使ってしっかり噛む

さらに、セロトニン神経をも刺激して、スムーズな覚醒を手に入れようと思う方は、ぜひ「固めのもの」を食べるようにしてください。

リズム運動の基本的なものとして、歩行・呼吸と咀嚼《そしゃく》を挙げましたが、咀嚼のリズム運動を利用するには、「しっかり物を噛むこと」が大切です。少し固めのものを食べることで、咀嚼運動が無意識に促進されるのです。

例えば、めざしを頭から骨ごと食べるとか、ゴボウなどの繊維質の食材を味噌汁に入れるとか、松前漬けのような歯ごたえのあるものを1品添えるなど、工夫はいくらでもできます。

主食である米を玄米や、いま流行の五穀米にすれば、栄養素でもからだによく、咀嚼も十分行えると、一石二鳥です。

ここでの提案は、朝食を食べて脳にエネルギーを満たし、さらに咀嚼運動でセロトニンをきたえるという、脳にとっては願ったり叶ったりの方法です。

朝食は慌てて飲み込まず、じっくり噛んで食べましょう。

8 通勤中は歩調に意識を集中

歩行プラス太陽の光のダブル効果

通勤や通学で、駅や会社、学校まで歩くのはごく普通の行為ですが、セロトニン・トレーニングにもっとも適しているのは朝です。

それは、太陽の光がセロトニン神経を刺激するからです。歩行のリズム運動と、太陽の光刺激でダブルの効果があるからです。

いつも何気なくくり返してきたこの行為を、セロトニン・トレーニングという観点から、少し見直してみましょう。

ほんのちょっとしたことに気をつけるだけで、結果は格段に違ってくるでしょう。

テンポ良く早足で歩こう

歩くときに気をつけるのは、次のような点です。

①　胸を張って元気よく、テンポに乗ってやや早足で歩きます。
②　腕を振って、歩幅は広いめにとってください。
③　歩調に合わせて、「フッ、フッ、フッ」と3拍で息を吐ききり、4拍目で「スッ」と吸います。速度や距離を気にする必要はありません。あくまでも、腹筋呼吸をしながらのリズム運動として、集中することが大事です。
④　視線は危険が無い程度に周囲を見ますが、足下1メートル先くらいが適度です。

ただし、散歩のように散漫に歩いたり、犬の散歩のように自分のリズムで歩けなかったりする場合は、効果を期待できません。トレーニングとして歩くようう、こころがけてください。

積極的に階段を使おう

また、階段の上り下りもよいリズム運動になります。つい楽をしてエレベーターやエスカレーターを使いたくなってしまいますが、ここは我慢のしどころです。

① 階段をトン、トン、トンと調子よく上り下りましょう。
② 踵《かかと》を地面から少しだけ浮かせて、足の裏の前方（つま先側）に体重をかけるようにすると、なおよいです。
③ ここでも腹筋呼吸を意識してください。

朝のラッシュ時には、駅にたくさんの人がいて、階段も結構混んでいます。そんな中で自分だけリズムに乗るというのも難しいでしょう。ならば、少し早起きしてみてはいかがでしょうか。早起きして朝の時間を活用することの利点は、第一章で述べたとおりです。

日常生活でできるセロトニン・トレーニング

ウォーキング	○	テンポ良く早足
	×	リズムのない散歩
階段の上り下り	○	トントンと調子良く
	×	混んでいる階段
自転車	○	少し早めに足を回転（１分間に60回くらい）
	×	重いギヤで力を入れる

どのトレーニングも、フッフッフッ、スーという腹筋呼吸を心がけよう

セロトニン・トレーニングは毎日の通勤時間をつかってできる

9 いつでもどこでもできる腹筋呼吸

どんな姿勢でもできる

ここまで、しばしば「腹筋呼吸」という言葉をくり返してきましたが、この呼吸法はいつでも、どこでも、どんな姿勢でもできる呼吸法です。

セロトニン・トレーニングにとって、もっとも大切なものが、この呼吸法です。しかし、そんなに難しいものでもありませんし、鍛錬を必要とするものでもありません。ちょっと意識するだけで、簡単に誰でもできます。

セロトニン・トレーニングのために大切なのは、あくまで腹筋をリズミカルに運動させるという点にあります。だから、姿勢は、あまり気にする必要はありません。

腹筋呼吸は特殊な呼吸法

まず最初に断っておかなければならないのは、「腹筋呼吸」は日常的に私たちが行っている呼吸とは全然違うということです。

呼吸法というと「胸式呼吸」や「腹式呼吸」が念頭にのぼると思います。「胸式呼吸」というのは、息を吸うと胸の中のスペースが広くなって、肺が膨らんで空気が入っていく呼吸の仕方を指します。

それに対し「腹式呼吸」は、胸とお腹を隔てている横隔膜を使った呼吸法です。横隔膜をお腹の方に下げて肺を膨らますことで空気が入っていく呼吸の仕方です。どちらも無意識的な呼吸であることには変わりありません。

しかし、「腹筋呼吸法」は、単に酸素と二酸化炭素を交換するための呼吸ではありません。

まず、意識的に肺の中の息をすべて吐ききることから始まります。吐くほうの息に意識を向けます。先の2つの呼吸法が、息を吸うことから始まるのとは正反対です。

どんな姿勢でも腹筋呼吸はできる

「腹筋呼吸法」のやり方を具体的に説明しましょう。

座席に座っているときは深めに腰掛けます。背もたれに背中をつけてもつけなくてもかまいません。立っているときは、からだがふらつかないように足を少し開き、からだの中心線をまっすぐにします。電車の中では、手すりやつり革につかまっていてもかまいません。床などに座っているときは、からだが左右前後にふらつかないよう、あぐらをかくといいでしょう。

自然と背筋を伸ばし、視線を少し下に落とします。左ページの図1から図4をゆっくりと繰り返します。

「腹筋呼吸法」は呼気が一番重要です。

図3のところでは、意識的にすべての空気を吐ききるようにしましょう。この時、腹筋は収縮されているはずです。そして、図4では、収縮した腹筋の力を抜くことで、自然に肺に空気が入って来るのに任せます。一気にスッと入ってくればOKです。

腹筋呼吸法のやり方

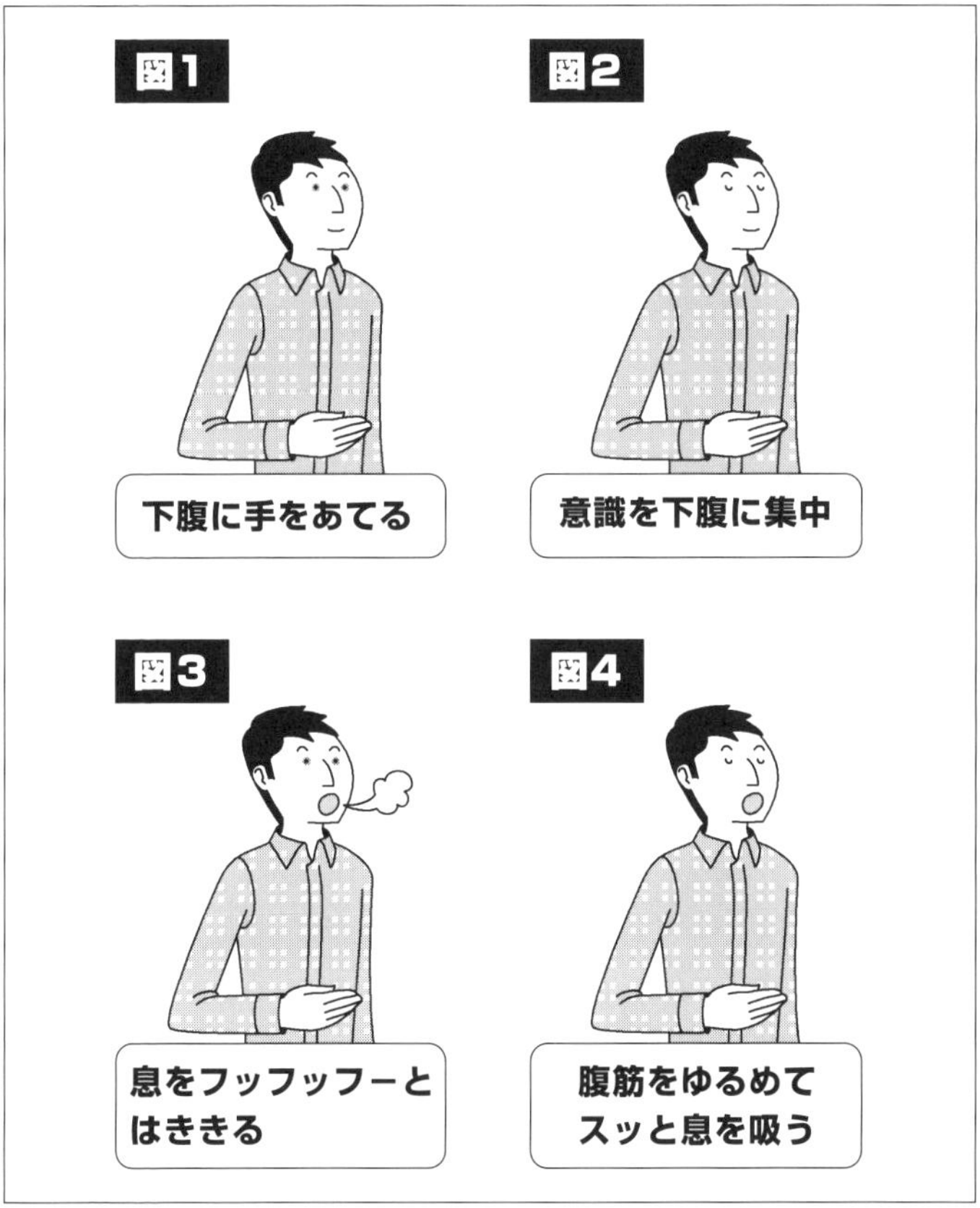
図1
下腹に手をあてる
図2
意識を下腹に集中
図3
息をフッフッフーと
はききる
図4
腹筋をゆるめて
スッと息を吸う

10 ガムを噛むのも効果あり

通勤途中にはガムを噛もう

昔は、おやつにスルメを食べたり、せんべいをかじったりしたものですが、現代はだんだん固い物を噛まなくなっています。最近の子どもたちは、あごの骨そのものが華奢《きゃしゃ》になり、噛む力も格段に弱くなっているという研究結果もあります。物をしっかり噛んで消化するのは、食事の基本ですから、ぜひ、意識して物を噛むようにして欲しいものです。

そこで、朝、通勤などのときに簡単に咀嚼《そしゃく》のリズム運動をするには、チューインガムを噛むのがおすすめです。ガムを噛むくり返しのリズムが、セロトニン神経の活性化に役立つからです。

ガム噛みでセロトニンが増える

ガムを噛むことでリラックスできることは、一般に知られています。

車の運転をしているとき、渋滞に巻き込まれてイライラした経験は誰しもあると思います。その時にガムを噛むと、気分がリフレッシュして、イライラが解消されます。眠気覚ましにも効果があるので、車の中にガムを常備しているドライバーも多いことでしょう。

また、メジャーリーガーたちは、試合中にもしきりにガムを噛んでいます。日本では、ガムを噛みながら何かをするというのは、行儀の悪いこととされて敬遠されがちです。しかし、ガムを噛むことで集中力が高まり、適度にからだの力を抜くことができるのです。

これらのことは、セロトニンの観点から説明することができます。

セロトニンは、ストレスの影響を受けることなく、平常心を演出する物質だと先の章で述べたことを振り返ってみてください。「イライラを解消する」、「集中力を高めて適度にリラックスする」、「眠気を覚ます」というのは、まさしくセロトニンの働きそのものです。

ガムを噛んだときの血液中のセロトニン濃度を計測した結果を、左ページの図に示しておきました。噛み終わった直後あたりから、グラフが右上がりになっていることが読み取れます。これは、ガムを噛むことによってセロトニン神経が刺激を受け、セロトニンを活発に放出し始めたことをあらわしています。

ガム噛みは5分間、しっかり噛む

ガムを噛むときには、しっかりと強めに噛んで、5分間続けます。最低5分が、セロトニン神経を活性化するのに必要な時間なのです。ガムを噛み始めてから5分で、セロトニンの量に変化があらわれ、その後、セロトニンは増え続けます。ガムを噛む時間が長いと、増え方も大きいのです。

言うまでもないことですが、噛み終わったガムは紙に包んで、ゴミ箱に捨てましょう。ただし、30分以上噛んでもセロトニンの増加にほとんど影響がありません。5分以上30分以内で十分ですから、仕事の休憩時間などにも最適です。

ガム噛みによるセロトニンの増加

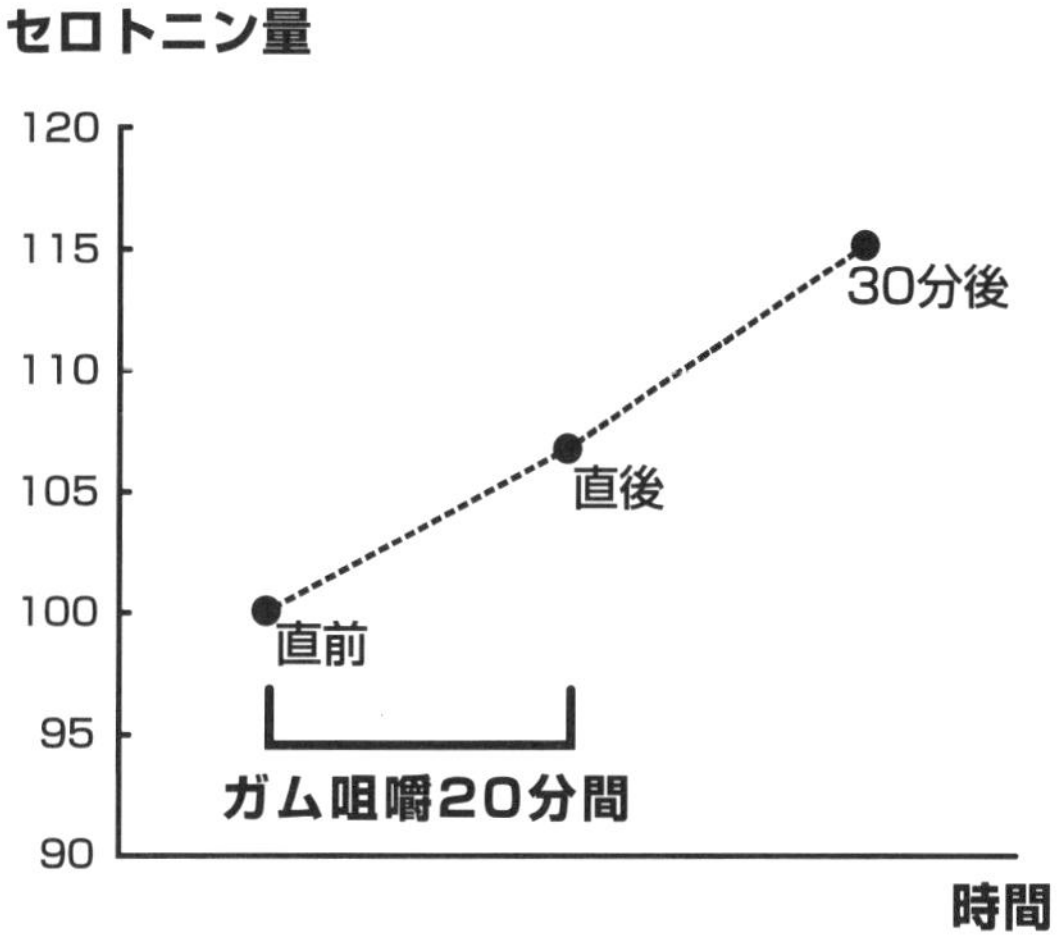

ガムを噛み始めるとセロトニンが増えはじめ、20分間噛んだ直後から30分後にかけて急激に増える

column ❺

質の良い眠りを

朝の目覚めを良くするには、夜に充分な睡眠を摂ることが大切です。質の良い睡眠を摂るために、厚生労働省は、『睡眠障害対処12の指針』をまとめています。ここではその一部しか紹介できませんが、ぜひ参考にしてみてください。

・睡眠時間は人それぞれ、日中の眠気で困らなければ充分。

・眠たくなってから床に就く、就床時刻にこだわりすぎない。

「寝よう」「寝なければ」という意気込みやプレッシャーが、かえって頭をさせさせて眠れなくなることがあります。大らかなゆったりした気持ちで、眠ることにとらわれすぎないことが大切なようです。

・光の利用でよい睡眠。

・規則正しい3度の食事、規則的な運動習慣。

「朝、日光を浴びる」「朝食もきちんと食べ、運動する」というのは、セロトニン神経を活性化させる条件でもあることに、気がつきましたか。

第六章

余裕のある時にはこんなことをやってみよう【応用編】

＊セロトニン・トレーニングを習慣化する

＊食事からセロトニン原料をうまく摂取しよう

＊水泳は全身を使ったリズム運動

＊カラオケで大声を出そう

＊ダンスで楽しくリズム運動

＊リズムアクションゲームは効果が高い

1 セロトニン・トレーニングを習慣化する

ちょっと時間のあるときには……

第五章では、朝の5分間を使ってセロトニン神経をきたえる方法を提案しましたが、この章では、休みの日など、もう少し時間に余裕のあるときにできるトレーニングを紹介していきます。

セロトニン・トレーニングは、開始後おおむね5分くらい経ってからセロトニン神経に影響を与えはじめ、30分後くらいまでセロトニン分泌量を増加させ続けます。ある程度の効果を期待できる最短の時間が5分で、さらに欲を言えば30分くらい継続するのが理想的なのです。

ガムを噛むなどの咀嚼《そしゃく》運動なら、5分と言わず20〜30分くらい普通にできるでしょう。あるいは、ちょっと慣れてきて抵抗なく腹筋呼吸法ができるようになったら、テレビを見ながらでもかまわないので、腹筋に意識を傾けながら、30分くらい時間をかけてトレーニングしてみてください。

生活の一部として習慣化

まずは外に出て30分程度のウォーキングに出かけてみましょう。歩行・呼吸のリズム運動と、太陽の光で効率的なトレーニングが望めます。

ただし、夏場など陽射しの強いときに外に出る場合は、紫外線の心配がありますので、必要以上に長時間太陽光に当たるのは避けてください。目安としては30分です。あまり無理をしてはいけません。帽子をかぶって日射病に気をつけましょう。

入浴中は、全身の緊張もほぐれてリラックスしているときです。胸から上を水面から出し、半身浴は20分くらいかけて入りましょう。お湯に浸かっているお腹は水圧のおかげで、楽に腹筋を収縮できるシチュエーションにあります。

息を吸う時はさっと素早く吸いましょう。

家事はリズム運動

また、家事にもリズム運動は組み込むことができます。最近は家庭内に電化製品があふれ、からだを使って家事をする機会は激減していますが、そこをあえて昔に戻ったつもりで、手作業でやってみるのも面白いでしょう。

積極的に家事に参加する男性も増えていますから、もし家の掃除や洗濯をする機会があったら、応用してみてください。めったに家事をしないという人も、セロトニン・トレーニングを兼ねて、ちょっと家事を手伝ってみると、予想以上に家族から感謝されるかもしれません。

① ほうきで庭掃除するときは、腰を使って腹筋に意識を集中し、リズミカルにサッサッサと掃きましょう。掃除機は力を結構使います。同じように腹筋を意識し、腰を使ってかけましょう。

②草むしりや草刈りは、腰を使ってリズミカルにすると効果が高いです。
③床を雑巾がけすることは、かなり効果が期待できます。雑巾をかけるときは、縦にダダダッとではなく、足をひらいて横方向にリズミカルに拭きます。かなり腰を使いますから、効果があります。
④洗濯物を干すのも、意外とからだを使います。洗濯機と物干し竿の間で、腰をひねりながら何度も動作を繰り返しますから、効果的なトレーニングです。
⑤料理に挑戦するのも楽しいものです。卵白や生クリームを泡だて器で泡立てるのは、意外なほど重労働に感じられるはずです。からだでリズムを取りながら、泡が立つまで一定のリズムでかき回します。

何度も言いますが、セロトニン・トレーニングはたとえ短時間であっても、毎日続けることで効果を発揮します。あせらず、欲張らず、ゆったりとした気持ちで続け、生活の一部として習慣化させていってください。

我慢して続けるのでは、逆にストレスを作ってしまいます。楽しくできる方法を工夫すると良いでしょう。

2 食事からセロトニン原料をうまく摂取しよう

セロトニンの原料・トリプトファン

セロトニンの材料となる「トリプトファン」について、少し説明します。

トリプトファンは必須アミノ酸の1つです。必須アミノ酸とは、タンパク質のもととなる栄養素で生命活動を維持していくためにはなくてはならないものです。

私たちのからだを構成してるタンパク質は20種類ありますが、そのうちトリプトファンを含む8種類は体内で合成することができず、食物から補給しなければなりません。もし欠けてしまうと、からだに多大な弊害を引き起こすので、必須アミノ酸と呼ばれています。

トリプトファンは様々な食品のタンパク質に含まれています。食物として体内に取り込まれたトリプトファンは、脳内に運ばれて、ビタミンB6・ナイアシン・マグネシウムとともにセロトニンを合成します。

トリプトファンは、バランスの良い食事をしている限り、不足するようなことはありません。サプリメントなどで安易に摂取するのはやめましょう。

セロトニン合成に役立つ食品

トリプトファンを多く含む食材を挙げてみましょう。

大豆、納豆や豆腐・味噌やしょうゆなどの大豆加工食品、胡麻、かつお節、カシューナッツ、ピーナッツ、しらす干し、わかめ、牛乳、ヨーグルト、プロセスチーズ、卵黄、アボカド、バナナなど。

セロトニンの合成を助けるビタミンB6も、合わせて摂ることが望ましいでしょう。ビタミンB6を多く含む食品には、次のようなものがあります。

サンマ・イワシ・カツオ・サバ・タイ・ニシン・マグロなどの魚、豚のモモ肉、牛レバー、大豆、小麦胚芽、玄米、ニンニク・トウガラシ・ショウガなどの香辛料、バナナなど。

また、第五章でもお話しましたが、脳のエネルギー源であるブドウ糖を補給するには糖類が必要です。もう一度くり返しておきますと、果糖・砂糖・ハチミツ・デンプンなどが代表的な糖類です。

果糖は果物に、デンプンは穀類やイモ類にたくさん含まれています。

バランスよく食べることがたいせつ

これらの食材をうまく組み合わせて、毎回の食事の工夫をしましょう。トリプトファンもビタミンB6も、大量に摂らねばならないものではありません。普通に食事していれば、自然に補えるものですから安心してください。

左のページを見てください。トリプトファン・ビタミンB6・ブドウ糖の3つの円が重なっている食品があることに気付きましたか。答えはバナナです。セロトニンを増やすのに、バナナは非常に理想的な食品といえます。

トリプトファンを含む食物

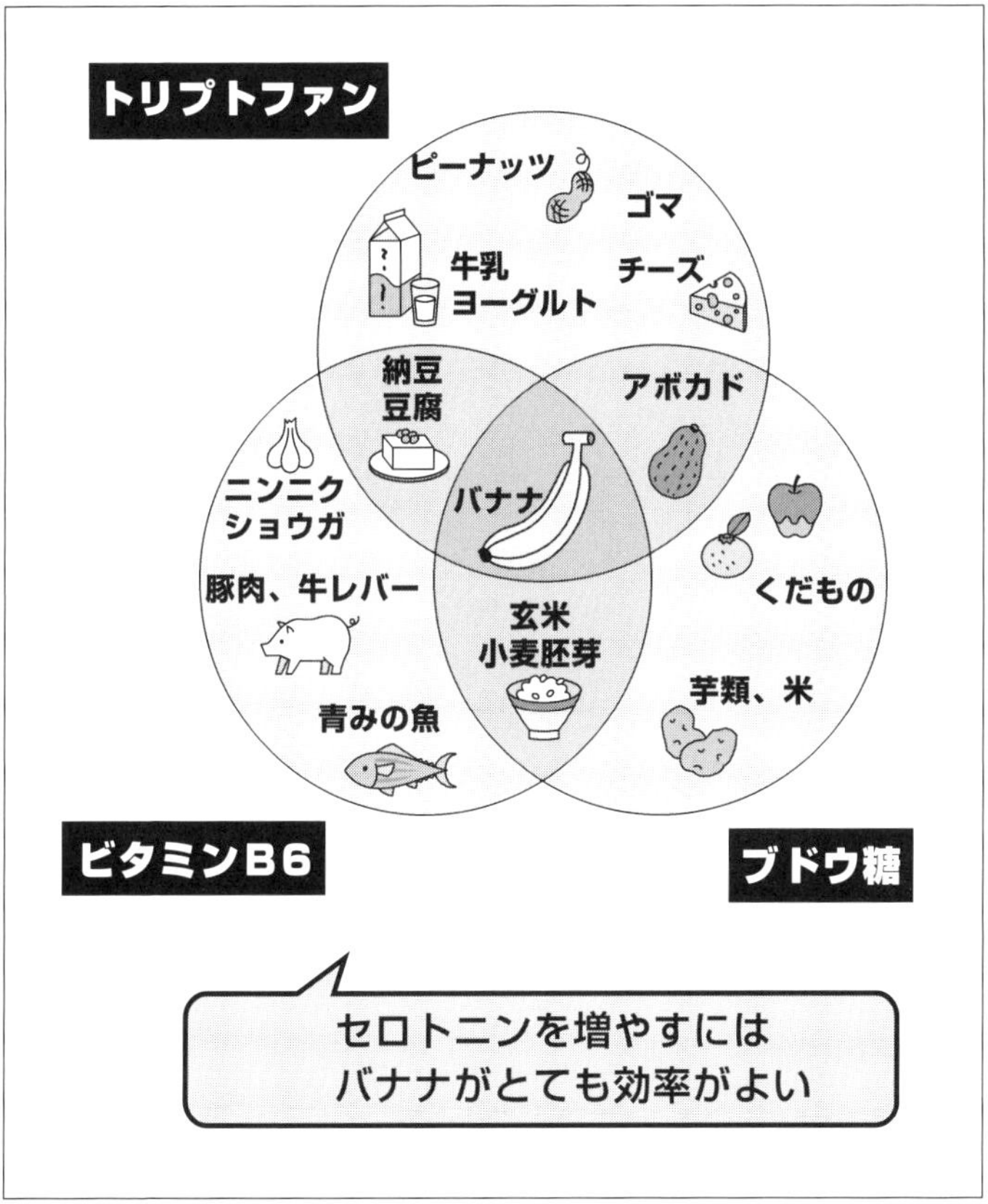

3 水泳は全身を使ったリズム運動

水泳は最適な全身運動

水泳は、水中で行われる全身を使ったリズム運動です。浮いて前進するためには、水中でのからだの動きが呼吸とうまく合わないといけません。

たとえば、陸の上であれば、息を吐くべきときに吸ってしまったということがあっても、たいした問題にはなりません。しかし、「水中で、腕で水をかき、顔が水面に出たときに息を吸う」べきところを、「水中にいるときに吸ってしまった」としたら大変なことです。とたんに水が肺に入って溺れてしまいます。

水泳は、呼吸法とリズム運動とが組み合わされているので、セロトニン・トレーニングとしては、まさに最適な運動といえるのです。

水中での呼吸の仕方

もちろん水中でも腹筋呼吸を心がけましょう。

鼻から継続的に息を出し続けてください。水の中なので、吐くことしかできませんが、水圧がかかっている分、陸上でするよりも比較的楽に吐くことができます。

水面から顔を出した瞬間に、吐ききれなかった息を一気に吐き出し、収縮した腹筋が戻る力に任せて、すばやく息を吸い込みます。

腹筋が弱い場合には、ダイナミックな息継ぎが難しく、すぐに呼吸が苦しくなって、長く泳げないことになります。無理をせずに少しずつ泳ぐ距離を伸ばしていくようにしてください。

水泳には、セロトニン・トレーニングのため以外にも、様々な効果がありま す。水中では浮力を受けるので、腰や膝などに重力の負担をかけることなく、腹筋や背筋をきたえることができます。

同時に、水泳は下肢、上肢の筋肉により推進力を得ています。水を手でかいたり、脚で蹴ったりして進む時に、水の抵抗に逆らうので、その分筋肉に負荷がかかり、筋力は効率よくアップします。

上肢の動作は、肩を回すという形で行われるので、体幹《たいかん》と上肢に付着するほとんどすべての筋が動員されます。

さらに、水泳は典型的な有酸素運動のひとつです。有酸素運動とは、酸素を消費し充分な呼吸を確保しながらできる運動（ウォーキングやジョギング、スクワット等）のことを指します。心肺機能を強化させたり、ダイエットができたりという効果が期待できます。

他にも、水平姿勢であることにより、血液の循環も促進されます。特に血流は、老廃物を多く含む静脈血の心臓への還流が促されるため、疲労の原因となる足や下半身のうっ血症状が改善されます。

水泳は、まさに健康のためには理想的な運動といえます。セロトニン・トレーニングのためだけと言わず、いろいろな効果を期待して、習慣化してみてはいかがでしょうか。

水泳は関節に負担をかけないので、高齢まで続けられるのも魅力です。また、室内の温水プールなら天候や季節を問わず、いつでも泳ぐことができます。

水泳によるセロトニン・トレーニング

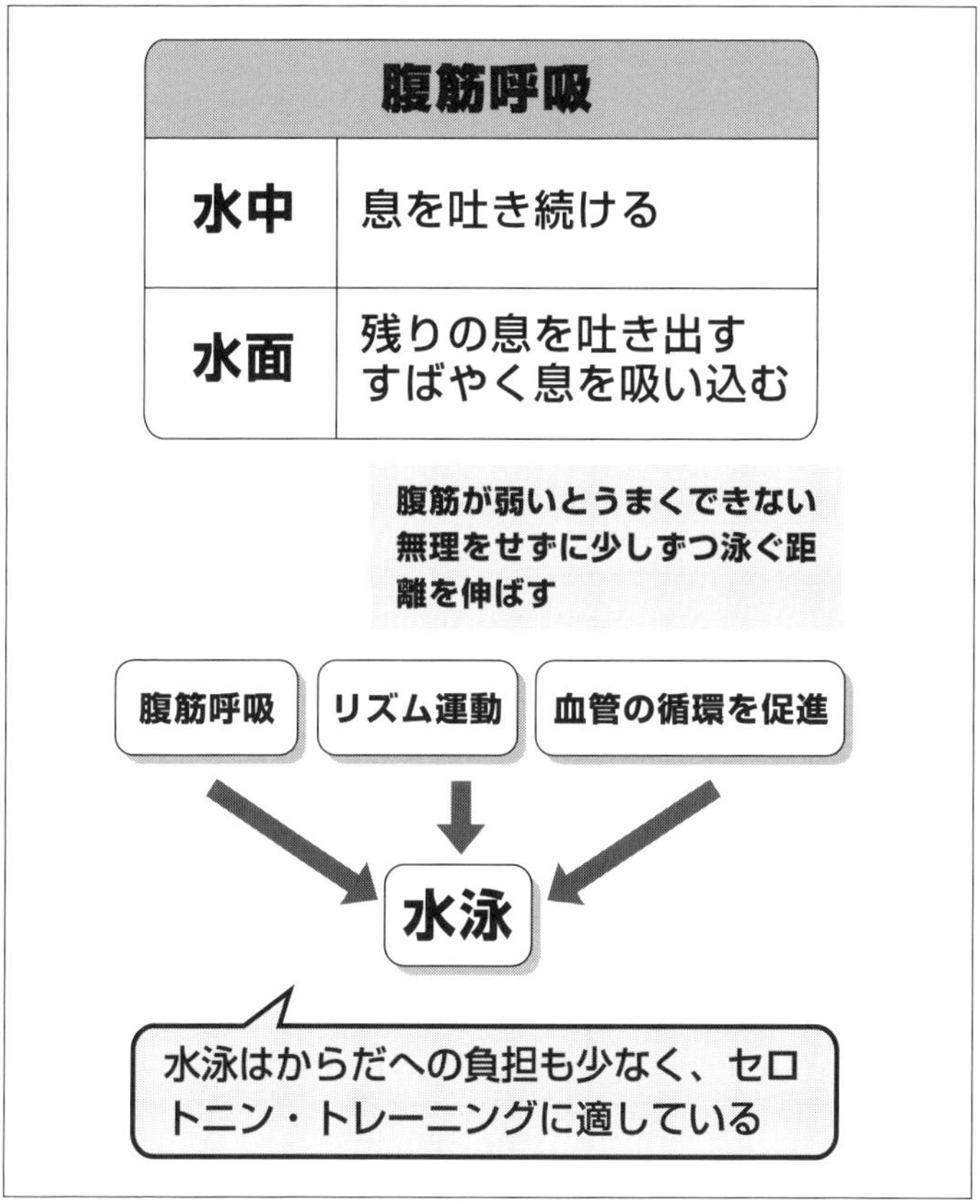
腹筋呼吸
水中
息を吐き続ける
水面
残りの息を吐き出す
すばやく息を吸い込む
腹筋が弱いとうまくできない
無理をせずに少しずつ泳ぐ距離を伸ばす
腹筋呼吸
リズム運動
血管の循環を促進
水泳
水泳はからだへの負担も少なく、セロトニン・トレーニングに適している

4 カラオケで大声を出そう

たかがカラオケと、あなどるなかれ

カラオケが、ストレス解消に効果的だというのは、みなさんすでにご存知だと思います。けれど、普段何気なく歌っているこのカラオケも、ちょっとした工夫次第でセロトニン・トレーニングになります。

専門的な発声法などは必要ありません。腹筋呼吸法にだけ気をつければ、後は上手でも下手でも気にせず、楽しんで歌えればそれで充分です。

あまり意識していないかもしれませんが、声を出している間というのは常に息を吐いています。つまり自然と腹筋が収縮されています。また、息を吸う時には、言葉と言葉の間に「スッ」と素早く吸っているでしょう。これは、腹筋をゆるめることで肺に空気が入ってくるのに任せているからです。
すなわちカラオケは、非常に優れたセロトニン・トレーニングの機会になりえるのです。

大きな声で、元気よく歌う

カラオケを歌う時は、大きな声で元気よく、リズムに乗って歌いましょう。どんな歌でもかまいませんが、難しい歌に挑戦するよりは、日頃から歌いなれた歌がベストです。

一生懸命に歌詞を思い出しながら歌ったり、「これで合ってるかな」とメロディーを探り探り歌っていては、大きな声で歌えません。第一、自分の十八番を歌う時ほど気持ちのいいことはないでしょう。

曲にあわせて、からだを揺らしたり、足でリズムを取りながら歌うのもおすすめです。実は、「貧乏ゆすり」がセロトニン神経にとって有益だという実験結果があります。一定のリズムで継続的に足を動かしているのだから当然と言えば当然なのですが、だからと言って「貧乏ゆすり」をするわけにもいきません。その点、カラオケの最中なら足でトントンとリズムを踏んでいても、何の違和感もないでしょう。どうぞ、思う存分楽しみながら歌ってください。

他の人が歌っている時にもトレーニング

仲間たちとカラオケに行ったとき、自分が歌ってばかりいるわけにもいきません。たまにマイクを持つとなかなか離さない人がいますが、あれは大人として見苦しいものです。とくに、接待などで行く時には、聞き側にまわることも多いでしょう。

そんな時は、手拍子をしながら、足でリズムを取り、歌っている人の邪魔にならないようにハミングをしましょう。ハミングは、鼻から少しずつ空気を吐いていきますから腹筋をおおいに使います。

歌っている人も「自分の歌が楽しんでもらえている」と感じることができますし、自分自身はセロトニン・トレーニングをできて一挙両得です。

カラオケでのトレーニング

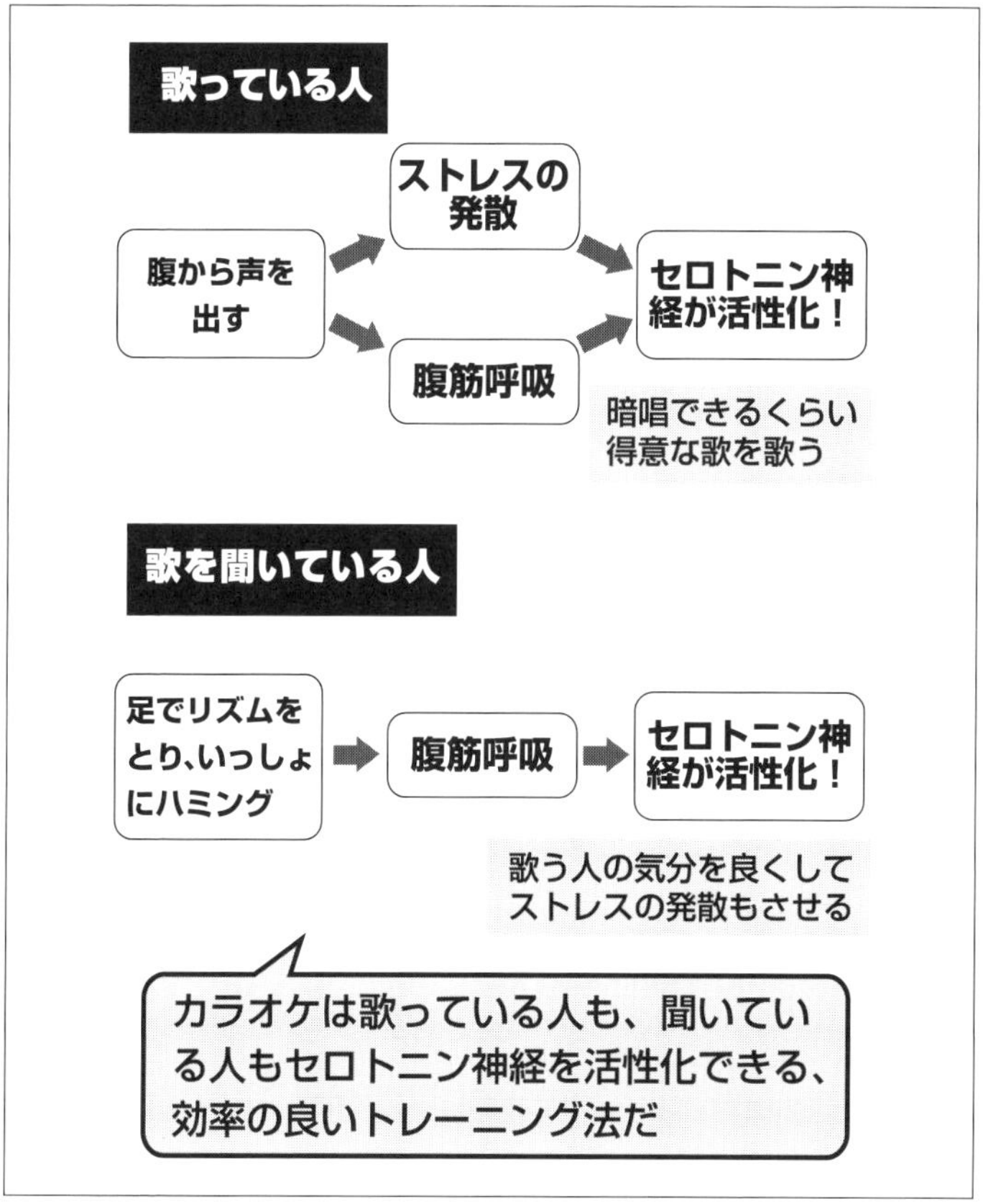
歌っている人
腹から声を出す
ストレスの発散
腹筋呼吸
セロトニン神経が活性化！
暗唱できるくらい得意な歌を歌う
歌を聞いている人
足でリズムをとり、いっしょにハミング
腹筋呼吸
セロトニン神経が活性化！
歌う人の気分を良くしてストレスの発散もさせる
カラオケは歌っている人も、聞いている人もセロトニン神経を活性化できる、効率の良いトレーニング法だ

5 ダンスで楽しくリズム運動

いま健康法として、ダンスがブーム

娯楽目的だったダンスや踊りが、いま健康法として見直されています。各地のカルチャー教室や老人福祉施設等でも多くの講座を開講しており、どの講座も大変な人気だそうです。

ダンスや踊りは、総じてリズミカルなものです。しかも、全身を使うのでセロトニン・トレーニングには非常に役立ちます。何より「楽しんでできる」というのが最大のポイントなのです。

楽しんでできる、単純なダンスがセロトニン・トレーニングには適しています。複雑なものは、習うのが大変になるからです。

フラダンスは高齢者にもピッタリ

リズム運動というとエアロビクスやジャズダンスが代表的です。しかし、それらはある程度の体力と技術が必要とされますから、「自分にはちょっと負担が大きい」と感じる人も多いでしょう。負担が強いと長続きしにくいでしょう。そんな人にはフラダンスがおすすめです。

ハワイの伝統的な踊りであるフラダンスは、日本でもすっかり一般的になりました。独特のゆるやかなメロディーに乗って、優美に全身を波打たせて踊るのが特徴で、最近は特に中高年女性の愛好者が増えています。

曲に合わせて腰（お尻）を回しながら、軽くステップするフラの動きは、足腰の筋肉と重心移動の訓練になります。足腰をきたえることでセロトニン神経を刺激し、筋力アップにもつながります。

私が行った実験でも、フラダンスをした時のセロトニン分泌量は見事なほど増えました。また、フラダンスは全身を使った有酸素運動なので、ふだん使わない筋肉や心肺機能の向上にも役立ちます。

ダンスにはほかにもこんなものがある

ダンスと一言で言っても、その種類はたくさんあります。セロトニン神経をきたえるという観点でいうと、リズムに乗ってからだを動かすものであれば何でも良いのです。

例えば、阿波踊りであってもいいですし、盆踊りであってもかまいません。ただし、必ず「腹筋呼吸をしながら」というのが原則です。

わざわざカルチャーセンターやダンス教室に通わなくても、家で好きな音楽にあわせて、歌ったりからだをゆらしたりするだけでもかまいません。汗をかくほど頑張らなくてもよいし、リズム感が少々悪くても気にする必要がありません。

音楽に乗ってからだを動かすのは、思っている以上に気持ちのいいものです。それが仲間と一緒だったりすると、楽しさも倍増するというもの。ダンスの輪が広がったら、きっと気分も明るくなって、こころもからだも若返ること間違いなしです。

トレーニングに適したダンス

適しているダンス	適さないダンス
フラダンス 阿波踊り	社交ダンス エアロビクス ジャズダンス
簡単にできる リズムに乗りやすい 負担が少ない 体幹をつかう	技術力が必要 負担が高い リズムが複雑

楽しみながらできる、全身をつかったリズム運動のダンスはセロトニン・トレーニングに最適

6 リズムアクションゲームは効果が高い

ゲームセンターで人気のリズムアクションゲーム

最近ゲームセンターで、音楽に合わせて楽器を演奏したり、踊ったりするゲームがあるのをご存知ですか。画面に出てくる指示のとおりに楽器を演奏して、スコアを競います。

若い人たちの間では大変な人気で、家庭用のゲーム機でも楽しむことができます。ギターあり、タイコありと、その楽器の種類もさまざまですが、セロトニン・トレーニングにとっては打楽器が最適です。

打楽器は、規則的なリズム運動ですから、他のものよりセロトニン・トレーニングに向いているのです。

打楽器の何が良いのか

リズムを刻むこと自体がセロトニン神経にとって良い影響を与えるのですが、他にもこんな良い点があります。

まず、弦楽器や管楽器とちがって、「誰でも簡単にできる」という点です。ギターとか三味線のような弦楽器、トランペットやフルートなどの管楽器は、演奏するのに技術が必要です。音符やコードも読めなくてはなりません。

それに比べて、タイコやタンバリン、カスタネットなどの打楽器は叩くだけで音がでるので、ほとんど練習しなくても曲に合わせることができます。単純であればあるほど、セロトニン神経にとっては良いのです。

そして、「腹筋呼吸法と合わせやすい」という点を忘れてはいけません。

和太鼓の連打を例にすると、バチを両手に持って、たたく時に一気に息を吐き、戻す時に一気に吸います。一定時間連打を続けようとすると、当然筋力も必要です。腹筋を使ってリズミカルに連打する行為は、腹筋呼吸法そのものなのです。

ある小学校での取り組み

東京都の板橋区にある小学校では、生徒たちにグループになってタイコを演奏させる取り組みをしているそうです。

「多動や自閉の障害を持った児童が、何度もくり返して練習するうちに、不思議と落ち着きを見せたり、周囲の音を意識したりして、上手に叩けるようになるんですよ」というお話もうかがいました。

「タイコを叩く」という単純な運動の繰り返しが、子どもたちのセロトニン神経に刺激を与えた結果として、脳内セロトニンの放出量が増えたのだと、私は推察しています。

当然のことながら、この変化は障害を抱えた生徒に特有なものではありません。先生方によると、この取り組みを始めてから、子どもたちみんなの表情が変わってきたと言います。

タイコを叩くことで、子どもたちは「一体感」や「共感性」といったものを、からだで学んでいくのでしょう。

ドラムサークルが企業で話題に

アメリカではすでに教育の場、企業の研修メニューとして、地域のコミュニティ活動、病院のリハビリテーションなど広い分野でドラムサークルが頻繁に行われています。その流れはすでに15年にもなります。日本では5年程前に紹介されて、今では地域のコミュニケーション活動や一部の小学校の音楽授業科目としてドラムサークルが採用され始めました。

たとえば、「トヨタアメリカ」では、ドラムサークルの立役者のパウロ・マッティオーリ氏とトヨタ方式センターのR・J・ジョンソン氏の2人が積極的にドラムサークルを取り入れています。すでに3000人を超える社員がこれまでに体験しているとか。

この体験を通して、企業のおかれている状況、すなわち多様な人間関係、事業のグローバル化、複雑化、変化に対応できる個人、また協力するチームとしての環境作りに役立っています。そして、仕事面だけではなく人生全体においてプラスの影響力を持つと評価されています。

おわりに

こころとからだの元気を作り出すセロトニンは、1950年代に発見されてから、まだ50年ほどしか経っていません。世界中の多くの研究者たちが、そのメカニズムや作用について注目をし、日々研究に励んでいますが、まだまだ解明されていないことがたくさんあります。

本書では、脳内の情報伝達物質としてのセロトニンの働きと、セロトニン神経を鍛えることにより健康な毎日を過ごす方法について述べてきました。毎朝、太陽の光を浴びて、簡単なリズム運動を5分間くりかえすだけという、驚くほど手軽で単純な方法です。

私はこれまでに何度かテレビや雑誌、著書を通してセロトニン・トレーニングを紹介してきました。最初は半信半疑でやり始めた人が、「数か月後にふと気がつくと、自分でも驚くほど元気になっていた」というお頼りをいただくことがあります。そんなお便りをいただく度、我ながら「規則正しい生活、自然のリズムに逆らわない生活がいかに大切か」ということに改めて気付かされるのです。お金も時間も努力もいらず、楽しみながら健康になれる「朝の5分間セロトニン・トレーニング」を、ぜひ続けていただきたいと願います。

有田秀穂

【著者紹介】

有田　秀穂（ありた・ひでほ）

◉――東邦大学医学部生理学教授。1948年生まれ。

◉――東京大学医学部卒業。東海大学病院にて呼吸の臨床にたずさわり、筑波大学基礎医学系にて呼吸関係の研究を行う。その間ニューヨーク州立大学医学部に留学。

◉――その経験から「呼吸法が心身に与える効能は、脳内セロトニン神経の働きで説明可能である」という着想を得、研究チームを作り検証作業を推進している。

◉――主著『セロトニン欠乏脳』（ＮＨＫ出版）、「禅と脳」（大和書房）。

朝《あさ》の5分間《ふんかん》 脳内《のうない》セロトニン・トレーニング　〈検印廃止〉

2005年7月19日　第1刷発行
2005年9月 9日　第2刷発行

著　者――有田秀穂©

発行者――境　健一郎

発行所――株式会社かんき出版

東京都千代田区麹町4-1-4西脇ビル　〒102-0083
電話　営業部：03(3262)8011㈹　総務部：03(3262)8015㈹
　　　編集部：03(3262)8012㈹　教育事業部：03(3262)8014㈹
FAX　03(3234)4421　　振替　00100-2-62304
http://www.kankidirect.com/

印刷所――大日本印刷株式会社

乱丁・落丁本は小社にてお取り替えいたします。

ISBN4-7612-6267-2 C0040